La Pratique
Oto=Rhino=Laryngologique

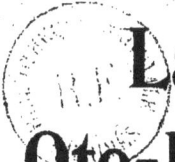

— Maladies —
des Oreilles

2e Édition   *138 Figures*

PARIS — J.-B. BAILLIÈRE ET FILS — 1914

La Pratique Oto–Rhino–Laryngologique

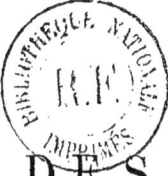

MALADIES

DES OREILLES

PRINCIPAUX TRAVAUX DU MÊME AUTEUR

La Pratique Oto-rhino-laryngologique. 1 vol. in-16 de 885 pages avec 416 figures ; cartonné, 15 fr.

Maladies des fosses nasales et des sinus. 2ᵉ *édition*, 1912, 1 vol. in-16 de 254 pages avec 102 figures, 4 francs.

Maladies du larynx et du pharynx. 2ᵉ *édition*, 1913, 1 vol. in-16 de 336 pages avec 176 figures, 5 francs.

Maladies des oreilles. 2ᵉ *édition*, 1914, 1 vol. in-16 de 288 pages avec 138 figures, 5 francs.

Traité des Maladies de l'Œsophage. 1911, 1 vol. in-8 de 317 pages avec 142 figures, 14 fr.

Trachéobronchoscopie et œsophagoscopie (*Actualités médicales*). 1 vol. in-16, 1905, 1 fr. 50.

Traitement chirurgical de l'ethmoïdite purulente. Thèse de Paris, 1901.

Extraction d'un clou de la troisième ramification bronchique. *Presse médicale*, décembre 1904 (Lermoyez et Guisez).

Des résultats généraux obtenus par la broncho-œsophagoscopie et des perfectionnements apportés à cette méthode (*Presse médicale*, 25 février 1905).

Cinquante cas d'œsophagoscopie (*Congrès de chirurgie*, octobre 1900).

OEsophagotomie interne sous-œsophagoscopie (*Tribune médicale*, juillet 1906).

Cure radicale de l'ozène par la paraffine à froid (*Bulletin médical*, 1906).

Nos derniers cas de bronchoscopie et œsophagoscopie (*Congrès de chirurgie*, 1906).

Cure médicale de l'otite suppurée chronique et confusion mentale (*Tribune médicale*, 17 févr. 1906).

Ostéomyélite des os plats du crâne consécutive aux sinusites et otites suppurées (Rapport à la *Société française de laryngologie*, mai 1906).

Adénoïdite hypertrophique et entérite muco-membraneuse (*Journal des praticiens*, 1906).

Huit cas de trépanation du système sphéno-ethmoïdal par voie orbitaire (*Société française de laryngologie*, mai 1906).

Le traitement opératoire des sinusites frontales chroniques (*Semaine médicale*, 27 déc. 1905).

Ostéomyélite chronique des os plats du crâne consécutive et otite chronique suppurée (*Soc. fr. de laryng.*, mai 1907).

Thromboses du sinus latéral et de la jugulaire. Ouverture du golfe, ligature de la jugulaire. Guérison (*Soc. fr. de laryng.*, mai 1907).

Nouveaux faits de bronchoscopie et d'œsophagotomie interne sous-œsophagotomie (*Soc. fr. de laryng.*, mai 1907).

CORBEIL. — Imprimerie CRÉTÉ.

La Pratique Oto-Rhino-Laryngologique

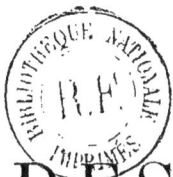

MALADIES
DES OREILLES

PAR

Le Docteur J. GUISEZ

ANCIEN INTERNE DES HÔPITAUX DE PARIS
CHEF DES TRAVAUX D'OTO-RHINO-LARYNGOLOGIE A LA CLINIQUE CHIRURGICALE
DE L'HÔTEL-DIEU DE PARIS

Deuxième édition entièrement revisée

Avec 138 figures dans le texte

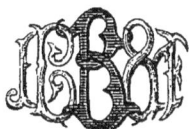

PARIS
LIBRAIRIE J.-B. BAILLIÈRE et FILS
19, RUE HAUTEFEUILLE, 19

1914

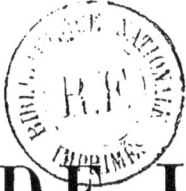

MALADIES
DE L'OREILLE

I. — CONSIDÉRATIONS GÉNÉRALES

Les affections de l'oreille sont les plus fréquentes de toutes celles que nous avons à étudier dans notre spécialité; il est classique de dire, depuis von Trolsch, qu'un adulte sur trois est porteur d'une lésion auriculaire, surdité, écoulement ou autre.

Ces maladies sont aussi des plus graves. Leur gravité vient de ce que, non seulement, elles compromettent le sens de l'ouïe, mais aussi de ce qu'elles peuvent entraîner des complications souvent mortelles : on *meurt d'otorrhée* par méningite, thrombo-phlébite, abcès du cerveau. Elles menacent d'autant plus la vie de celui qui en est porteur, qu'elles se produisent, le plus souvent, sans cortège aigu, et qu'elles ne s'accompagnent pendant longtemps que de symptômes insignifiants : un léger écoulement qui revient de temps à autre, qui n'inquiète pas autrement le malade.

Le médecin doit savoir que *ce mal sans importance* peut être le point de départ des plus sérieuses complications.

Aussi, il est grand temps que les maladies de l'oreille tiennent dans l'esprit des médecins la place à laquelle elles ont droit. Il est indispensable que le praticien possède les éléments de diagnostic et de thérapeutique des affections de l'oreille et, principalement, de celle contre laquelle il pourrait le plus et le mieux : l'otite aiguë.

En effet, si les conséquences en sont graves, ces affections guérissent toujours par une thérapeutique bien ordonnée. Il est possible de tarir l'otorrhée, d'abord en s'attaquant au mal par les procédés les plus simples, et la thérapeutique est d'autant plus facile que le diagnostic a été plus précoce ; plus tard, il sera quelquefois nécessaire de pratiquer des opérations très complexes dirigées contre l'affection elle-même ou ses complications.

Que l'on nous pardonne d'insister sur la nécessité qu'il y a pour le médecin de connaître l'otologie au moins au point de vue du diagnostic dans la pratique courante. Il y a lieu d'espérer que quelque jour en France l'enseignement de l'otologie prendra dans le programme des études la place qu'elle mérite. Ceci, du reste, est déjà réalisé en Autriche et en Allemagne.

Développement. — Quelques mots du *développement* expliqueront les particularités notoires que l'on rencontre dans la pathologie auriculaire, principalement chez l'enfant.

Au moment de la naissance, la caisse est comblée par une masse gélatineuse (bourrelet gélatineux adhérent à la muqueuse, qui est elle-même hypertrophiée), sorte de magma formé de tissu conjonctif embryonnaire. Pour beaucoup d'auteurs (Gellé), dès que l'air pénètre dans la caisse, c'est-à-dire après la naissance, cette substance se résorbe et la caisse se vide. On conçoit toute l'importance que pourrait prendre ce fait au point de vue médico-légal, mais il a perdu beaucoup de sa valeur depuis les expériences de Kutschariantz, Moldenhauer, qui ont trouvé cette régression déjà commencée chez le fœtus à la fin de la vie intra-utérine et que l'état embryonnaire pouvait persister quelques jours après la naissance.

Quoi qu'il en soit, le fait pratique à retenir, c'est qu'au moment de la naissance il se fait dans l'oreille un *travail actif*; que cette cavité, ouverte au dehors par la trompe, est le siège d'une suractivité circulatoire et, mal protégée, surtout à cet âge, à cause de la largeur de la cavité tubaire, se trouve dans des conditions tout à fait favorables pour une infection. D'autant que le mucus vaginal, le liquide amniotique très septique, peut, au moment de l'accouchement, pénétrer très facilement dans l'oreille, ainsi que Wrendt l'a très bien établi.

Aussi, à l'autopsie, a-t-on trouvé fréquemment chez le nouveau-né des lésions très graves suppurées des oreilles, des masses purulentes, des lésions destructives étendues.

Là est l'origine d'un grand nombre de surdi-mutités dites *congénitales*, consécutives à des infections produites au moment de la naissance.

La muqueuse de la caisse, déhiscente au niveau de la voûte, est directement en contact avec la dure-mère, ce qui favorise la diffusion de l'inflammation suppurative du côté des méninges. Il existe, de plus, une relation intime entre les vaisseaux de ces deux régions ; on s'explique donc que les altérations de l'oreille retentissent chez l'enfant si facilement du côté des méninges, faisant croire à des lésions graves de celles-ci (*méningisme*).

Enfin, fait très important au point de vue pathologique, il ne faut pas oublier la large communication de la caisse avec le pharynx. Or, le pharynx tient une grande place dans la pathologie infantile (amygdale de Luschka).

On comprend donc, pour toutes ces raisons, que les maladies de l'oreille, en particulier les infections ou inflammations, seront très fréquentes et souvent très graves chez l'enfant. Les infections auriculaires sont, la plupart du temps, d'origine naso-pharyngienne, qu'elles soient graves ou légères. L'obstruction tubaire simple, d'origine adénoïdienne, est la grande cause de surdité de l'enfance et de surdi-mutité.

Le pharynx et surtout le naso-pharynx ont donc, on le

voit, un rôle de première importance en pathologie auriculaire infantile et devront être toujours examinés attentivement chaque fois que l'on aura à soigner un enfant pour une affection de l'oreille.

ANATOMIE CLINIQUE DE L'OREILLE

L'oreille comprend deux portions bien différentes : un appareil de conduction et un appareil de perception.

1° L'appareil de conduction consiste en : a) l'*oreille externe* avec le pavillon et le conduit auditif externe; b) l'*oreille moyenne* avec la membrane du tympan et la trompe d'Eustache;

2° L'appareil de réception est constitué par l'*oreille interne* ou *labyrinthe*.

A l'étude de l'oreille se rattache celle des *cavités annexes* creusées dans les os voisins : l'antre mastoïdien, les cellules mastoïdiennes dont la pathologie est intimement liée à celle de l'oreille proprement dite.

Oreille externe.

Dans l'oreille externe nous aurons à étudier successivement deux parties bien distinctes :

1° Le pavillon de l'oreille ;

2° Le conduit auditif externe.

Pavillon. — Le pavillon de l'oreille a la forme d'un entonnoir évasé : c'est une sorte de lamelle cutanée cartilagineuse, destinée à recueillir les sons et à les réfléchir vers le conduit auditif. Il présente, suivant les individus, des formes variables sur lesquelles nous n'avons pas à nous étendre ici, et qui intéressent surtout les anthropologistes.

Ses dimensions sont également différentes, plus ou moins développées suivant les sujets.

Il est composé essentiellement d'un squelette cartilagi-

neux recouvert de peau, dont la face externe présente une
série de replis et de saillies, dont on suivra très bien la
description sur la figure 1.

Les saillies sont : l'hélix, l'anthélix, le tragus, l'antitragus et le lobule. Les dépressions sont : la conque, la fossette de l'anthélix et la
gouttière de l'hélix.

La peau du pavillon
de l'oreille se continue
sans démarcation, d'une
part, avec celle du con-
duit auditif et, d'autre
part, avec celle de la région mastoïdienne. Dans
la concavité du pavillon,
elle est recouverte de
poils, renferme des glan-
des sébacées et quelques
glandes sudoripares.

Le pavillon est main-
tenu en place par deux
ligaments fibreux : l'un,
l'*antérieur*, s'insère sur
l'anthélix et va de la
région antérieure du pa-
villon au tubercule zygo-
matique, et l'autre, le

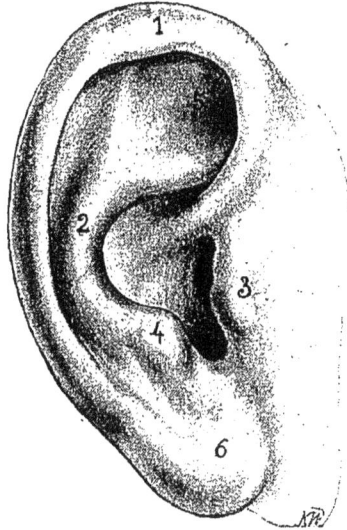

Fig. 1. — Face externe du pavillon
de l'oreille.

1, hélix ; 2, anthélix ; 3, tragus ;
4, antitragus ; 5, fossette de l'anthélix ;
6, lobule.

ligament *postérieur*, réunit la concavité de la conque et la
paroi postérieure du conduit à l'apophyse mastoïde.

Trois muscles, dits extrinsèques, contribuent également
à maintenir plus qu'à mouvoir le cartilage auriculaire qui,
chez l'homme, est peu mobile : l'un, *supérieur*, prend insertion sur celui-ci, et s'insère, d'autre part, sur l'aponévrose
épicranienne ; l'*antérieur*, très mince, se perd également sur
cette aponévrose et sur l'arcade zygomatique ; le troisième,

postérieur, va prendre son insertion fixe sur la base de l'apophyse mastoïde.

Mais ces muscles n'ont qu'un rôle très restreint chez l'homme, n'imprimant au pavillon que des mouvements insignifiants, beaucoup plus marqués chez les animaux.

Conduit auditif externe. — Le conduit auditif externe est un véritable canal qui fait suite à la conque et s'enfonce dans le rocher. Fibro-cartilagineux dans sa partie externe, et osseux dans sa portion profonde, il se termine au niveau de la membrane du tympan.

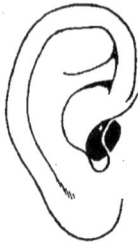

Fig. 2. — Projection du conduit : il n'est pas circulaire, mais ovalaire.

FORME. — Ce canal n'est pas cylindrique, mais légèrement aplati d'avant en arrière ; sa section présente la forme d'un ovale (fig. 2).

DIRECTION. — Sa direction est très importante à connaître pour les examens du conduit et du tympan. La portion cartilagineuse et la portion osseuse du conduit se rencontrent, en formant un angle obtus, largement ouvert en bas et en avant (fig. 3).

Le conduit cartilagineux est lui-même, à son entrée, légèrement coudé en bas. Il conviendra donc, pour examiner le tympan, de redresser ces deux courbures, en attirant le pavillon et, par conséquent, la partie mobile du conduit auditif externe, en haut et en dehors.

DIMENSIONS. — La longueur du conduit auditif externe est de 24 à 25 millimètres au niveau de son axe.

Son calibre n'est pas le même en tous les points et le point le plus rétréci correspond à l'union du tiers moyen avec le tiers interne.

RAPPORTS. — Le conduit auditif externe présente schématiquement à considérer quatre parois : une paroi postérieure qui répond à l'apophyse mastoïde avec ses cellules

limitrophes et le massif osseux du facial; une paroi
supérieure, séparée de la fosse cérébrale par une lame
osseuse de 2 à 4 millimètres d'épaisseur ; une paroi anté-

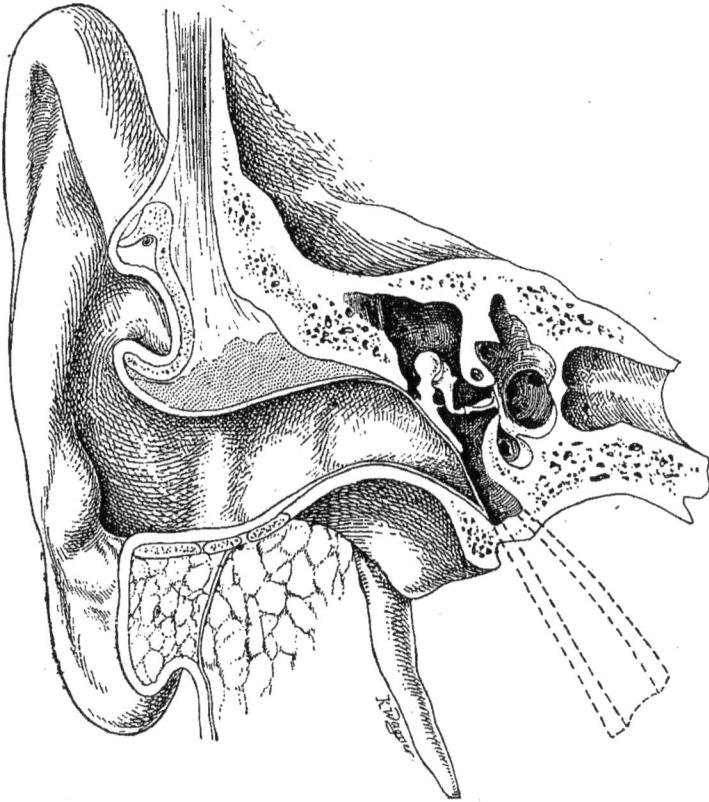

Fig. 3. — Coupe de l'oreille, du conduit et de la caisse (le pointillé
indique la trompe d'Eustache). On voit, de gauche à droite, en
coupe, le pavillon, le conduit, la membrane du tympan, les osselets,
l'oreille interne.

rieure en rapport avec l'articulation temporo-maxillaire,
et une paroi inférieure qui confine à la loge parotidienne.
   Le conduit présente, comme nous l'avons dit, deux portions : l'une externe, membraneuse, et l'autre profonde,

osseuse. Toutes deux sont revêtues de peau épaisse sur
laquelle s'implantent des poils souvent très nombreux,
qui gênent parfois l'examen. Elles contiennent des glandes
sébacées et des glandes à sécrétion particulière, dites céru-
mineuses (fig. 4 et 5).

La portion membraneuse renferme un squelette cartilagineux incomplet qui occupe seulement ses parois anté-

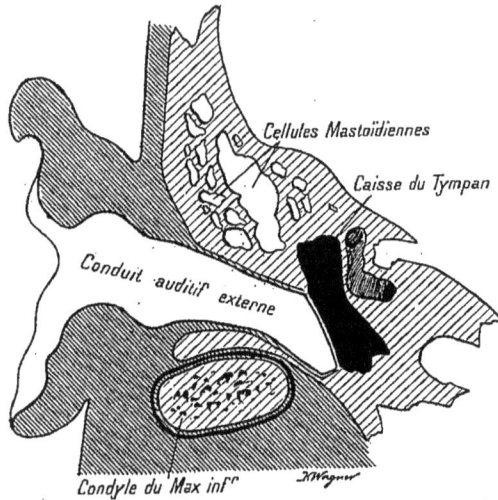

Fig. 4. — Rapports du conduit en avant et en arrière (coupe faite
horizontalement).

rieure et inférieure. Le reste du canal est complété par
une lamelle fibreuse constituant une demi-gouttière postéro-supérieure qui s'unit avec la demi-gouttière cartilagineuse.

La portion profonde, uniquement osseuse chez l'adulte,
est constituée aux dépens de l'os du tympan.

Les *vaisseaux* et les *nerfs* de l'oreille externe présentent
une grande importance au point de vue pathologique. Les
artères proviennent de l'artère temporale superficielle.

Les veines se jettent pour la plupart dans la jugulaire externe.

Les lymphatiques se dirigent suivant trois directions. Les uns vont aux ganglions préauriculaires, les autres aux ganglions mastoïdiens; enfin, ceux du lobule se jettent dans les ganglions parotidiens. On conçoit que les inflammations du conduit se propageront à ces différents groupes ganglionnaires.

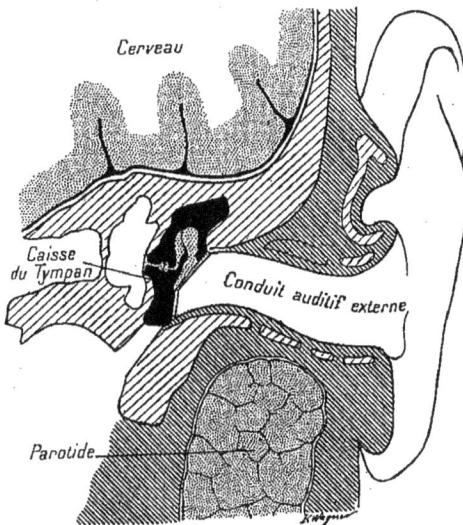

Fig. 5. — Rapports du conduit en haut avec l'endocrâne, en bas avec la parotide (coupe verticale).

Les nerfs proviennent du maxillaire inférieur et du plexus cervical superficiel. La portion interne du conduit reçoit en outre un rameau du pneumogastrique. Ceci explique les douleurs d'oreille dans les affections de la gorge, en particulier dans celles du larynx et de la région amygdalienne, et la toux provoquée par l'introduction d'un corps étranger dans le conduit auditif externe.

Oreille moyenne.

L'oreille moyenne présente à étudier d'abord la *caisse du tympan*, la *trompe d'Eustache* et, secondairement, les *cavités annexes mastoïdiennes* avec leur contenant, l'*apophyse mastoïde*, dont il est indispensable de connaître la configuration et les détails.

OREILLE MOYENNE PROPREMENT DITE OU CAISSE DU TYMPAN. — On compare généralement l'oreille moyenne, comme forme, à un tambour dont les deux parois sont déprimées et dont le tympan constitue la paroi externe et le promontoire la paroi interne.

On voit donc que la cavité tympanique a la forme d'une lentille biconcave.

Schématiquement, nous décrirons dans la caisse du tympan six parois : la paroi externe ou tympanique, la paroi interne ou labyrinthique, la paroi supérieure, la paroi inférieure, la paroi antérieure et la paroi postérieure (fig. 6 et 7).

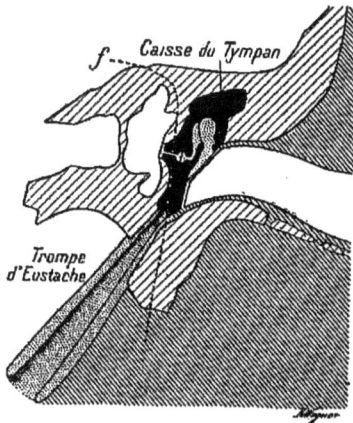

Fig. 6. — Schéma de la caisse du tympan (coupe verticale et transversale de l'oreille).

f, trajet du facial.

1° **Paroi externe ou tympanique.** — La paroi externe n'est pas constituée uniquement par le tympan, comme on se le figure généralement. Celui-ci n'en occupe que les trois cinquièmes environ ; le reste est formé par la paroi osseuse ou cadre osseux, plus prononcé en haut qu'en bas et sur lequel le tympan prend ses insertions.

a. **Tympan.** — Le tympan sépare, comme nous l'avons

dit, le conduit de l'oreille moyenne. C'est une membrane mince de forme sensiblement circulaire, très résistante, malgré sa minceur, puisqu'elle peut supporter, sans se rompre, des pressions de 2 et 3 atmosphères.

DIRECTION, OBLIQUITÉ. — Elle ne ferme pas verticalement le conduit auditif, mais elle est inclinée sur sa paroi inférieure (fig. 8), s'insérant à angle obtus sur le conduit osseux. Il en résulte que la paroi inférieure de ce conduit est beaucoup plus longue que la paroi supérieure. Cette obliquité est d'autant plus accentuée que le sujet est plus jeune. Chez le fœtus, l'angle formé avec la paroi inférieure du conduit est de 30° à 35°; chez l'adulte, il est de 45° (fig. 7).

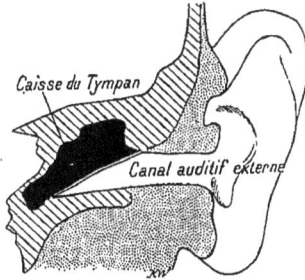

Fig. 7. — Direction de la membrane du tympan chez le tout jeune enfant. Elle est presque horizontale.

ASPECT DE LA MEMBRANE DU TYMPAN. — L'aspect du tympan est des plus importants à connaître, car c'est sur les modifications de l'*image otoscopique* que sont basés la plupart des diagnostics de l'oreille moyenne.

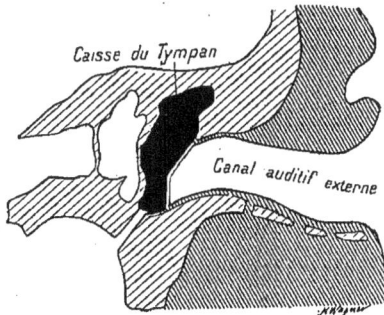

Fig. 8. — Direction beaucoup moins inclinée du tympan chez l'adulte.

Le tympan est généralement visible chez les sujets à conduit large, simplement en attirant le pavillon en arrière et en haut.

Le tympan normal se présente sous la forme d'une

membrane blanc bleuâtre, transparente (fig. 9), de forme elliptique. Il présente, au voisinage de son pôle supérieur, un point blanc jaunâtre. C'est la saillie de *l'apophyse externe* du marteau (*b*).

De celle-ci part, dirigée en bas et en arrière, une sorte de saillie blanc jaunâtre, qui n'est pas autre chose que le *manche du marteau*, dont l'extrémité inférieure s'arrête un peu au-dessous du centre de la membrane du tympan, au niveau d'une portion déprimée qu'on appelle l'*ombilic du tympan*.

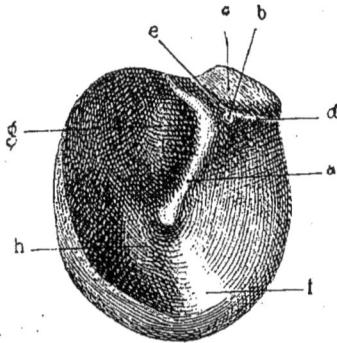

Fig. 9. — Membrane du tympan.

a, manche du marteau; *b*, son apophyse externe ou courte apophyse; *c*, membrane de Schrapnell; *d*, pli antérieur; *e*, pli postérieur; *f*, triangle lumineux; *g*, enclume; *h*, promontoire.

De cet ombilic, se dirige, en bas et en avant, une sorte de traînée lumineuse en forme de triangle allongé dont la pointe coïncide avec le centre de la membrane. C'est le *triangle lumineux* qui est dû à la réflexion des rayons lumineux à la surface de la membrane concave du tympan.

Le manche du marteau et le triangle lumineux forment un *angle obtus, ouvert en avant*. C'est sur les variations de cet angle que sont basées les variations d'appréciation de courbures de la membrane tympanique (Voy. plus loin).

De l'apophyse externe du marteau partent, en éventail, deux replis, les *plis de Prussak* : l'un antérieur, l'autre postérieur, qui circonscrivent une sorte de membrane triangulaire flaccide, où le tympan semble le moins tendu. C'est la *membrane de Schrapnell*.

Lorsque le tympan est transparent, il laisse voir à

travers lui quelques détails de l'oreille moyenne, tels que la
saillie du promontoire, la branche externe de l'étrier et, sous
forme d'une ligne blanche horizontale, la corde du tympan.

DIVISION. — Comme on le voit, le tympan peut être
divisé en deux portions : une partie inférieure, tympan
proprement dit, et une portion su-
périeure, la membrane de Schrapnell.

On peut schématiquement, après
avoir fait passer une droite suivant
la direction du manche du marteau,
et en en menant une autre perpendiculaire à la première, considérer au
tympan quatre segments (fig. 10) :
deux supérieurs, deux inférieurs.

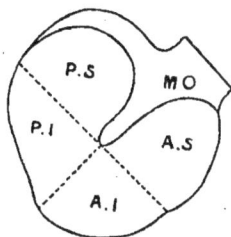

Fig. 10. — Division du
tympan (schéma) en
quadrants.

M, membrane de Schrap-
nell; P.S., postéro-sup.;
P.I., postéro-infér.; A.S.,
antéro-sup.; A.I., antéro-
infér.

CONSTITUTION. — Constitué par
une charpente fibreuse à fibres ra-
diées et à fibres circulaires, le tympan est recouvert extérieurement
par un revêtement cutané, et inté-
rieurement, du côté de l'oreille moyenne, par la muqueuse
de la caisse.

Dans l'épaisseur de la couche fibreuse, vient s'insérer le
manche du marteau, osselet qui reçoit, par conséquent, tous
les mouvements qui lui sont communiqués par le tympan.

Un petit nerf, la *corde du tympan*, traverse également
cette couche fibreuse dans sa portion supérieure et d'arrière
en avant ; on comprend les troubles gustatifs qui accompagnent certaines lésions de l'oreille.

b. **Paroi osseuse.** — La paroi osseuse constitue les deux
cinquièmes environ de la paroi externe. Ce cadre osseux
est surtout développé en haut (fig. 3) où il mesure 5 à 6 millimètres, constituant le *mur de la logette*, ainsi nommé
parce qu'il laisse en dedans de lui une sorte de recessus
dans lequel se trouvent les osselets.

Le bord inférieur de ce cadre osseux limite également un recessus, mais beaucoup moins développé que le précédent ; il n'a que 2 millimètres.

2° **Paroi interne labyrinthique**. — On distingue tout de suite, lorsqu'on examine cette paroi, une sorte de saillie osseuse, plus ou moins mamelonnée, qu'on appelle *promontoire*. Le promontoire correspond au premier tour du limaçon et divise la paroi labyrinthique en deux portions : l'une antérieure, l'autre postérieure.

Dans la loge antérieure, on rencontre le *bec de cuiller*, qui loge l'extrémité interne du muscle du marteau.

La portion postérieure renferme la saillie du *canal de Fallope* qui, comme on le sait, contient le nerf facial ; au-dessous, on rencontre la *fenêtre ovale* sur laquelle vient s'insérer la platine de l'étrier ; plus bas, la *fenêtre ronde*, sorte d'orifice arrondi qui correspond à l'extrémité inférieure de la rampe tympanique du limaçon. A la partie tout à fait postérieure, on distingue une petite saillie osseuse dont l'extrémité libre est recourbée en crochet et percée d'une petite ouverture ; c'est l'orifice du *canal de la pyramide*, dans lequel est logé le *muscle de l'étrier*.

Cette configuration de la paroi interne nous explique, étant donnée la minceur de la paroi du canal de Fallope dans la caisse, la facilité avec laquelle les affections de l'oreille retentissent sur le nerf facial.

3° **Paroi supérieure ou cranienne**. — Elle est constituée par une mince lame osseuse qui sépare l'oreille moyenne du cerveau. Elle est parfois déhiscente, et en tout cas traversée par de minces vaisseaux qui font communiquer la muqueuse tympanique avec les méninges. On s'explique très bien la facilité avec laquelle les inflammations de la caisse pourront se propager à l'intérieur du crâne.

Notons, dans cette portion supérieure de la caisse, une petite région, qui présente une importance toute particulière, dont nous avons déjà parlé précédemment. C'est ce qu'on appelle l'*attique* ou *logette des osselets*. Cette logette a la forme d'une petite coupole, contient la portion supérieure des osselets et se continue en arrière vers l'aditus ad antrum. Elle est séparée de la caisse proprement dite par le corps des osselets et par un repli muqueux qui contribue à la cloisonner presque complètement. Aussi, il est commun de voir des inflammations se cantonner, se limiter à cette poche et présenter dans certains cas une symptomatologie tout à fait particulière (*suppurations de l'attique*, p. 156).

4° **Paroi inférieure ou jugulaire.** — Elle sépare la caisse du golfe de la veine jugulaire. Toujours mince, elle peut être déhiscente. Ce rapport nous fait comprendre la possibilité de la thrombose de la veine jugulaire, de façon directe, sous l'influence des affections de l'oreille moyenne.

5° **Paroi antérieure.** — Elle est à la fois tubaire et carotidienne ; on pourrait la dénommer *tubo-carotidienne* ; elle présente à sa partie supérieure l'orifice de la trompe. Dans sa portion inférieure, elle est constituée par une lamelle osseuse, mince, qui sépare la caisse du canal carotidien.

6° **Paroi postérieure ou mastoïdienne.** — Confinant à la mastoïde, elle présente à sa portion supérieure l'orifice du canal tympano-mastoïdien ou aditus ad antrum, qui fait communiquer la caisse avec l'antre (fig. 11).

OSSELETS. — L'oreille moyenne contient chez l'adulte la chaîne des osselets qui comprend : le marteau, l'enclume et l'étrier (fig. 3).

Nous n'insisterons pas ici sur la description de ces petits os ; contentons-nous de rappeler que l'on distingue au *marteau* une tête, un col, un manche qui s'insère sur le tympan ; qu'il est maintenu en place par des ligaments fibreux, antérieur et supérieur et externe, et qu'un muscle,

le muscle interne du marteau, ou tenseur de la membrane
tympanique innervé par le trijumeau, prend son insertion
sur le manche, et d'autre part dans le bec de cuiller.
Le marteau s'articule par sa tête sur la base de l'enclume.

L'*enclume* présente lui-même deux branches : une longue

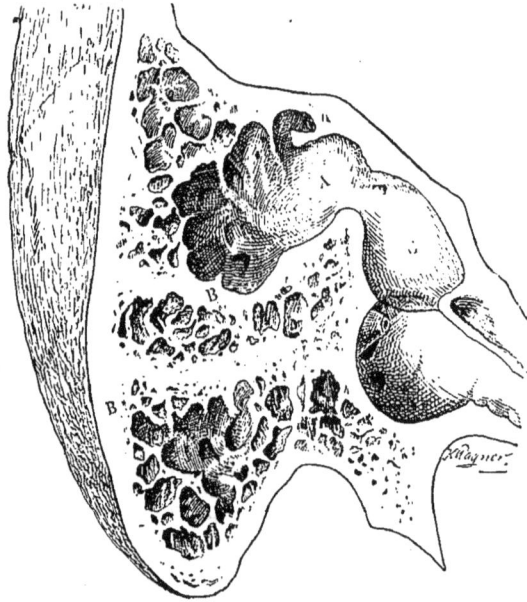

Fig. 11. — Coupe de la mastoïde passant par la caisse, montrant
l'antre (A), les cellules mastoïdiennes (B), l'aditus ad antrum (C).

ou inférieure qui vient s'articuler avec l'étrier par un petit
renflement osseux qu'on appelle l'*os lenticulaire* ; l'autre,
supérieure, se dirige vers l'aditus. Un ligament fibreux
suspend le corps de l'enclume à la paroi supérieure de la
caisse.

L'*étrier* rappelle l'objet de ce nom ; il présente deux
branches, une tête qui s'articule avec la longue apophyse
de l'enclume et une platine qui vient s'appliquer sur la

fenêtre ovale. Un petit muscle vient s'insérer sur l'étrier au niveau de sa tête ; il part de la pyramide et se réfléchit sur celle-ci comme sur une poulie. Il est innervé par le nerf facial.

MUQUEUSE TYMPANIQUE. — La cavité du tympan est recouverte dans toute son étendue par une muqueuse à épithélium cylindrique, à cils vibratiles, sauf au niveau du tympan et sur la surface des osselets où elle est pavimenteuse stratifiée.

Les vaisseaux de la caisse ont des relations étroites avec ceux des méninges. Les veines, en particulier, se jettent en grande partie dans les veines méningées; d'autres vont vers le golfe de la jugulaire.

Ces relations font comprendre les phénomènes pyoémiques qui peuvent se transmettre directement, soit aux méninges, soit au golfe de la jugulaire, sans l'interposition de la mastoïde.

TROMPE D'EUSTACHE. — La trompe d'Eustache, canal qui fait communiquer l'oreille moyenne avec le naso-pharynx, a essentiellement pour rôle l'aération de la caisse, pour que l'air contenu à l'intérieur de celle-ci soit toujours à la même pression que l'air extérieur. Elle présente une longueur de 3 centimètres environ, prend son origine à la partie antéro-postérieure de la caisse et s'ouvre sur la paroi latérale du naso-pharynx.

Remarquons tout de suite que son origine se fait dans la caisse, en un point relativement élevé, de sorte qu'elle draine mal les liquides qui y sont contenus à l'état pathologique.

La trompe d'Eustache se compose d'une partie osseuse ou tympanique et d'une partie cartilagineuse ou pharyngée. Ces deux portions ont la forme de deux cônes communiquant par leurs extrémités en un point rétréci du conduit que l'on appelle l'*isthme de la trompe d'Eustache.*

La trompe a une direction oblique en avant et en dedans,

de telle sorte que son orifice tubaire est à 2 centimètres et
demi au-dessous de son orifice auriculaire. Elle présente
la forme d'un conduit aplati d'avant en arrière, et ses
parois opposées
sont exactement
accolées à l'état
ordinaire.

Le calibre de la
trompe, qui me-
sure 4 à 5 milli-
mètres au niveau
de l'orifice tym-
panique, 8 milli-
mètres au niveau
de l'orifice pha-
ryngé, ne mesure
que 2 millimètres
de hauteur au ni-
veau de l'isthme.

L'*orifice tubaire*,
que nous avons
déjà décrit à pro-
pos du pharynx,
présente une si-
tuation à peu près
fixe, dont la con-
naissance a une
grande importance
au point de vue
du cathétérisme.

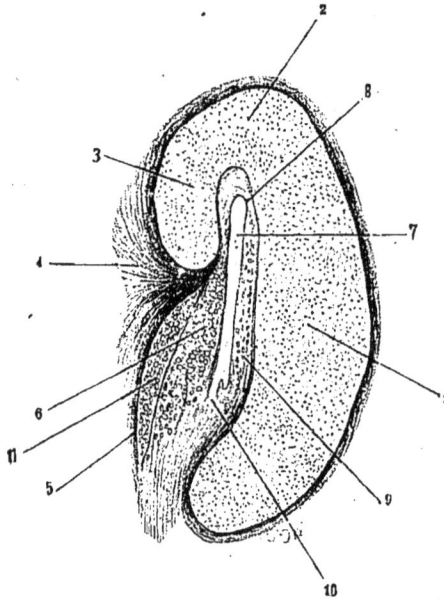

Fig. 12. — Coupe transversale de la trompe
d'Eustache (Schwalbe).

1, lame cartilagineuse interne ; 2, crochet
tubaire ; 3, cartilage externe de la trompe ;
4, tendon du M. sphéno-staphylin ; 5, aponévrose salpingo-pharyngienne ; 6, couche grais-
seuse ; 7, lumière de la trompe ; 8, muqueuse ;
9, glandes muqueuses ; 10, repli muqueux ;
11, tissu graisseux.

Schématiquement, on peut dire qu'il est situé à 10 millimètres environ de la queue du cornet inférieur, à 15 millimètres au-dessous de la base du crâne et à la même distance de la paroi postérieure du pharynx.

La lèvre postérieure de cet orifice fait une forte saillie,

sous l'influence du bourrelet cartilagineux, et soulève un pli muqueux, le *pli salpingo-pharyngien*. En arrière immédiatement de ce repli, se trouve la *fossette de Rosenmuller*, point de repère important dans le cathétérisme de la trompe (1).

La trompe est tapissée à son intérieur par une muqueuse à cils vibratiles dont les mouvements sont dirigés de l'oreille vers le pharynx.

La partie fibro-cartilagineuse est formée par une lame cartilagineuse qui constitue une sorte de gouttière à concavité inféro-interne qui se trouve complétée, sur son côté externe, par une lame fibreuse qui forme, avec celle-ci, un canal complet (fig. 12).

Les deux parois de la trompe sont toujours, comme nous l'avons dit, exactement en contact et elles ne s'écartent que pendant les mouvements de déglutition.

Les muscles de la trompe, qui prennent insertion sur les régions osseuses voisines et le voile du palais et, d'autre part, sur la partie fibro-cartilagineuse de la trompe (*muscles péri-staphylins interne et externe*), sont chargés, par leur contraction lors des mouvements de déglutition, d'assurer la béance du canal et, du même coup, l'aération de la caisse.

Cavités mastoïdiennes. — Apophyse mastoïde.

Les cavités mastoïdiennes sont de véritables annexes et des sortes de dépendances de la caisse du tympan. Elles communiquent plus ou moins largement avec l'oreille moyenne.

Cette communication est constante pour l'une d'elles, à laquelle on donne le nom d'*antre mastoïdien*. Le développement de l'antre est variable, quelquefois moindre que celui des autres cellules de la mastoïde qui méritent,

_____

(1) Voy. GUISEZ, Maladies du larynx, p. 2.

elles aussi, une description et une connaissance appro-
fondies, car elles jouent le plus grand rôle dans l'histoire
des suppurations auriculaires. Elles sont contenues dans
une portion du temporal appelée « apophyse mastoïde ».

Apophyse mastoïde. — La *mastoïde* peut être décrite
comme une sorte de pyramide triangulaire dont le sommet,

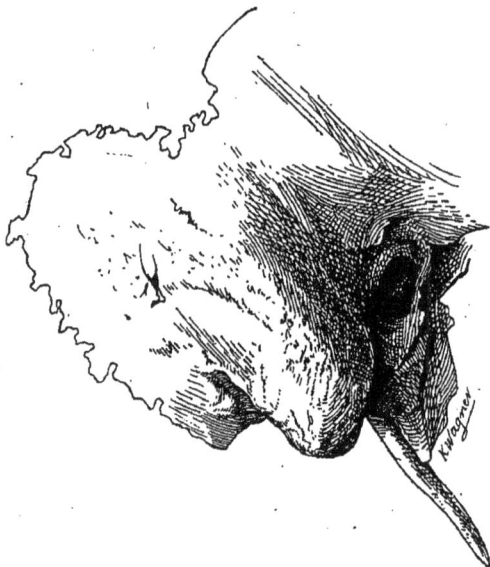

Fig. 13. — Face externe de la mastoïde.

ou pointe, est dirigé vers le bas, qui se continue en dedans
avec le rocher, qui confine en avant au conduit auditif
et en haut fait corps avec l'écaille du temporal.

Sa *surface externe* (fig. 13), que l'on appelle la *paroi
chirurgicale de la mastoïde*, est limitée en haut par une
saillie transversale : la *linea temporalis*, repère très important dans la trépanation mastoïdienne, indiquant au
chirurgien la ligne de séparation de la cavité cranienne
avec l'apophyse. Immédiatement au-dessous, s'étale une
surface plane qui présente souvent une série de petits

pertuis, très visibles, en particulier chez les sujets jeunes, la *tache criblée rétroméatique*. Cette surface correspond à la face externe de l'antre et c'est elle qu'il faut attaquer dans la trépanation mastoïdienne. Le bord antérieur de cette tache est limité par une petite saillie qui est également un point de repère dans la trépanation, mais qui manque parfois : c'est l'*épine de Henlé*.

Sur le tiers postérieur de la face externe de la mastoïde apparaît l'orifice de la *veine émissaire mastoïdienne*, mettant en communication la circulation intra et extracranienne. Par son bord inférieur et par le tiers postérieur de sa face externe, la mastoïde donne insertion aux fibres musculaires du muscle sterno-cléido-mastoïdien.

La *face inférieure* présente un orifice, le trou stylo-mastoïdien, d'où émerge le nerf facial.

La *face interne* correspond au rocher dans sa partie antérieure; dans sa partie postérieure, elle loge le cervelet et elle est creusée d'une large gouttière pour recevoir le *sinus latéral*.

Quant à sa *face antérieure*, elle forme en grande partie la paroi postérieure du conduit auditif externe.

Antre et cellules mastoïdiennes. — L'antre mastoïdien est une cavité de situation à peu près constante, qui répond immédiatement en profondeur à la tache criblée ; celle-ci est située généralement à 10 ou 15 millimètres au-dessous de la corticale et communique avec la partie postéro-supérieure de la caisse par le canal *tympano-mastoïdien* ou *aditus ad antrum* (fig. 11). Cette cavité n'a malheureusement pas une forme et un développement constants ; elle est, chez certains sujets, très développée ; chez d'autres, au contraire, elle peut être très réduite, parfois à la grosseur d'un grain de mil, ou même manquer tout à fait. Néanmoins, c'est par la recherche de cette cellule que l'on doit commencer dans tous les évidements de la mastoïde.

Cellules mastoïdiennes. — Les cellules qui creusent le reste de la mastoïde affectent des formes, des dimensions on ne peut plus variables. On a essayé de les grouper sui-

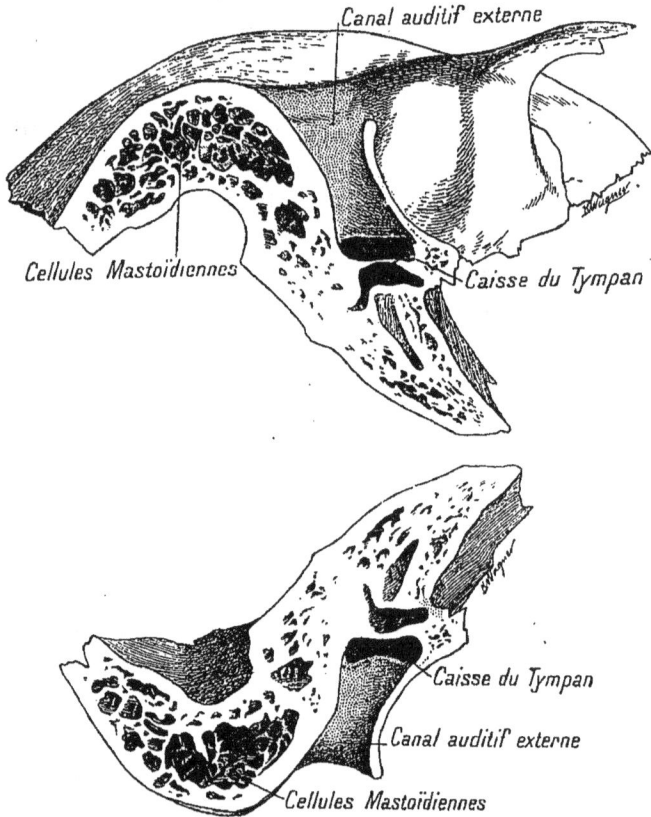

Fig. 14. — Coupe de la mastoïde par la pointe montrant les cellules mastoïdiennes dont elle est creusée (Harrison).

vant leur situation, leurs connexions, mais toutes ces tentatives n'ont point abouti à une classification bien nette. Il suffit de savoir qu'elles peuvent exister partout, dans l'épaisseur du diploé mastoïdien, qu'elles ont des dimensions souvent considérables, qu'elles communiquent la plupart du temps les unes avec les autres. Elles se trouvent parfois *isolées*, renfermées dans une zone de tissu véritablement compact et leur recherche est alors des plus laborieuses. On peut les rencontrer en bas jusque dans la pointe de la mastoïde, en arrière jusqu'aux confins de l'occipital, en avant jusque sous la paroi du conduit auditif externe, en haut sous la paroi cranienne. Il faut être prévenu de ces faits pour ne point les oublier dans l'opération de l'évidement de la mastoïde (fig. 14).

Suivant le plus ou moins grand développement de ces cellules, on distingue les mastoïdes en *pneumatiques*, lorsque les cellules sont très grandes, et en *diploïques*, lorsqu'au contraire elles sont très réduites et remplacées par du diploé. Chez certains sujets, en particulier chez les vieillards, l'os forme, au niveau de la mastoïde, un amas dur et compact ; ce sont les *mastoïdes scléreuses*.

Il est deux organes qui traversent la mastoïde et qui méritent de nous arrêter: c'est le sinus latéral et le nerf facial.

La situation de la *gouttière sinusale* est on ne peut plus variable. Elle est, à l'état normal, en rapport avec la paroi postérieure de la cavité antrale. Théoriquement, le sinus devrait être à 2 centimètres en arrière du conduit. En profondeur, on ne devrait le rencontrer dans la trépanation qu'à 1 centimètre au moins de la surface de l'os, mais, en réalité, toutes les variétés peuvent s'observer. Il peut être très près du conduit, le toucher même, ou, au contraire, être très postérieur; le sinus peut occuper, dans certains cas, une situation tout à fait superficielle. Il n'a donc point de situation fixe, et cette variabilité doit rendre le chirurgien très prudent dans la trépanation de la mastoïde.

Le *nerf facial* effectue une portion de son trajet dans de l'os compact qui constitue la partie antérieure et inférieure de la mastoïde et le plancher de la portion initiale du conduit. C'est là ce qu'on appelle le *massif osseux du facial*, dont la situation, heureusement à peu près fixe, doit être toujours présente à l'esprit au courant des interventions sur la mastoïde, le conduit ou l'oreille moyenne (Voy. fig. 117).

Oreille interne.

L'oreille interne constitue l'appareil de perception de l'organe auditif. Elle comprend le *labyrinthe membraneux* qui est logé dans une capsule osseuse de tissu compact, le *labyrinthe osseux*.

Nous ne pouvons, dans le cadre de cet ouvrage, donner une description détaillée de ces différentes portions que l'on trouvera complètement faite dans tous les manuels d'anatomie.

Rappelons seulement que le labyrinthe membraneux ne remplit pas complètement le labyrinthe osseux et que, entre les deux, existe un liquide auquel on donne le nom de *périlymphe*.

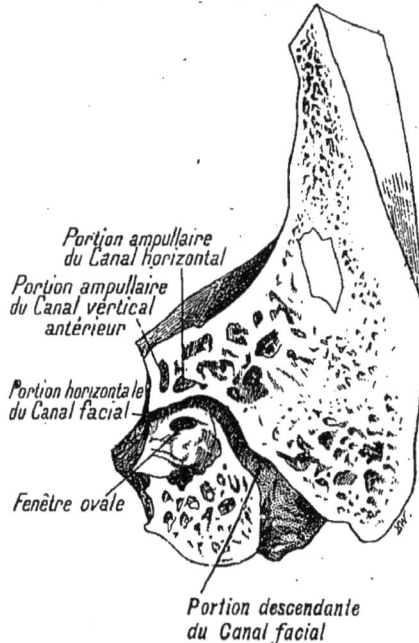

Portion ampullaire du Canal horizontal

Portion ampullaire du Canal vertical antérieur

Portion horizontale du Canal facial

Fenêtre ovale

Portion descendante du Canal facial

Fig. 15. — Section du rocher passant par le tympan, l'aqueduc de Fallope et les extrémités du canal horizontal et du canal vertical antérieur, montrant les rapports de la fenêtre ovale et du canal facial.

Le labyrinthe membraneux est, lui aussi, rempli d'un liquide, l'*endolymphe*.

Labyrinthe osseux. — Il comprend une cavité centrale,

le *vestibule*, dans lequel viennent déboucher les trois *canaux semi-circulaires* qui sont situés en arrière de lui, et le *limaçon* qui vient s'ouvrir sur sa paroi antérieure.

Le vestibule communique avec l'oreille moyenne par l'intermédiaire de la fenêtre ovale.

Les canaux semi-circulaires, au nombre de trois, dirigés comme les trois dimensions de l'espace (transversal, antéro-postérieur, horizontal), forment trois anses qui s'ouvrent dans la cavité vestibulaire.

Le limaçon débouche en avant du vestibule. Il a, comme l'indique son nom, la forme d'une sorte de tube creux, enroulé autour d'un axe. Ce tube est divisé en deux loges par la lame spirale : la *rampe tympanique* qui aboutit à la fenêtre ronde, et la *rampe vestibulaire* qui s'ouvre dans le vestibule.

Labyrinthe membraneux. — Il comprend deux cavités : l'*utricule* et le *saccule*, réunies l'une à l'autre par le *canal endolymphatique*.

Les canaux semi-circulaires membraneux, qui n'occupent que le quart environ des canaux osseux, s'ouvrent tous dans l'utricule.

Le limaçon membraneux ne remplit également qu'une partie du limaçon osseux. C'est dans son intérieur que l'on rencontre les fibres de Corti et l'*organe de Corti* qui est le véritable organe de l'audition.

Le périlymphe reçoit les vibrations venues de l'extérieur par l'intermédiaire des fenêtres ronde et ovale et les transmet à l'endolymphe qui remplit le labyrinthe membraneux dans lequel baignent les terminaisons du nerf auditif.

PHYSIOLOGIE DE L'OREILLE

L'organe de l'ouïe sert à la fonction de l'*audition*, mais il a aussi comme rôle de régler l'*équilibre du corps*.

a. **Oreille externe.** — Le *pavillon de l'oreille* recueille les ondes sonores, les renforce et les réfléchit vers le conduit auditif. Celui-ci les transmet au tympan, qui vibre en faisant corps avec la chaîne des osselets (Politzer).

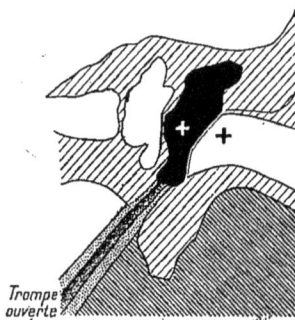

Fig. 16. — Schéma indiquant la position du tympan quand la trompe est libre (état normal).

b. **Oreille moyenne.** — Dans les conditions ordinaires, les vibrations sonores sont transmises par l'air à l'oreille interne. C'est là la *transmission par voie aérienne*; mais l'excitation labyrinthique peut se faire également par voie osseuse, c'est ce qu'on appelle la *voie ostéo-cranienne*.

Le jeu des osselets est facile à comprendre : ceux-ci se meuvent les uns sur les autres, comme par une sorte de mouvement de sonnette; le marteau reçoit les vibrations de la membrane du tympan, les communique à l'enclume qui les transmet à l'étrier, et, par conséquent, à la fenêtre ovale. De la sorte, les ondes sonores arrivent au périlymphe.

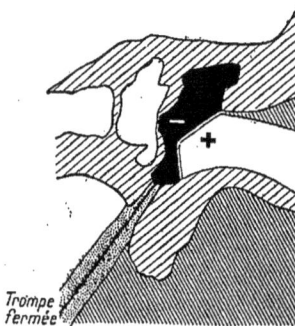

Fig. 17. — Position du tympan quand la trompe est obstruée (*vide intratympanique*).

Mais, pour transmettre ces sons, une certaine tension de la membrane du tympan est nécessaire. Cette tension est réglée par le jeu de petits muscles: muscle du marteau et muscle de l'étrier.

Le *muscle du marteau* est véritablement *tenseur* de la

membrane du tympan; il accommode le tympan, le mettant en situation la plus appropriée pour transmettre les ondes sonores qu'il reçoit.

Le *muscle de l'étrier*, au contraire, agit en sens inverse du précédent ; il attire l'étrier et empêche une compression trop forte du labyrinthe, cela lorsque les ondulations arrivent trop énergiques au niveau de la membrane de la fenêtre ovale.

On voit donc que le *tympan* et la chaîne des osselets ne sont point indispensables à l'audition et que les ondes sonores peuvent être transmises directement à la membrane de la fenêtre ovale. C'est ce qu'on observe, à l'état pathologique, dans les suppurations de l'oreille ou après l'opération de l'extirpation des osselets.

Cet ensemble (tympan, osselets) a plutôt une **action d'accommodation et de protection**, transmettant mieux les sons aigus et les sons graves à l'oreille interne, supprimant les impressions désagréables en particulier pour les sons très aigus. Il a en outre un rôle de protection contre toutes les infections venues du dehors.

Une certaine quantité d'air est nécessaire aux vibrations du tympan et il est indispensable, pour le jeu de cette membrane et des osselets, que la pression de l'air comprise dans l'oreille soit égale à celle de l'air extérieur. C'est la trompe d'Eustache qui a pour rôle cette régulation de la pression. Si l'entrée de l'air dans la caisse du tympan est supprimée par l'occlusion de la trompe, celui-ci est bientôt résorbé ; il en résulte alors un enfoncement de la membrane du tympan, et par conséquent une augmentation de la pression labyrinthique ; il ne tarde pas aussi à se produire dans la caisse des phénomènes secondaires de stase sanguine et de catarrhe par transsudation.

La pression de l'air à l'intérieur de la caisse peut être augmentée par une forte expiration, par exemple, en essayant de souffler, la bouche et les narines fermées (expérience de Valsalva). Au contraire, la pression intratympanique peut être diminuée en exécutant un mouvement de déglutition, le nez et la bouche restant fermés (expérience de Toynbee).

c, **Oreille interne.** — Le labyrinthe membraneux communique à l'endolymphe de l'oreille interne les ondes qu'il reçoit et qui finalement viennent impressionner les terminaisons du nerf auditif.

Rappelons en outre que les canaux semi-circulaires donnent la *notion de l'espace* et règlent l'*équilibre du corps*.

II. — EXAMEN DE L'OREILLE

Lorsqu'un malade vient nous consulter pour une affection de l'oreille, il convient, avant d'examiner l'organe malade, de procéder à son *interrogatoire*.

L'*examen* de l'oreille proprement dite comporte successivement celui des différentes parties que nous avons décrites au chapitre de l'anatomie clinique, c'est-à-dire :

1° L'examen de l'oreille externe (pavillon, conduit auditif et tympan) ;

2° L'examen de l'oreille moyenne ;

3° L'examen de l'oreille interne.

Interrogatoire du malade.

Le malade attire tout de suite notre attention sur certains points particuliers.

Tantôt il se plaint de mal entendre, de *surdité*, tantôt il accuse des bruits surajoutés à l'audition, des *bourdonnements* ; d'autres fois, il ressent, en même temps généralement que les deux symptômes pénibles précédents, des *vertiges*, et enfin, dans certains cas, il attire votre attention sur des *phénomènes douloureux* qui se passent du côté de l'oreille (otalgie), ou il vous signale un *écoulement purulent* qui s'y est déclaré. Une paralysie faciale est d'origine souvent auriculaire.

Troubles de l'audition.

SURDITÉ. — C'est l'altération la plus fréquente qui amène le patient dans votre cabinet. Vous devez lui demander depuis combien de temps il entend mal, chose qu'il lui est quelquefois assez difficile de préciser dans les surdités unilatérales et à marche progressive. Du reste, cette altération ne lui est révélée, dans la plupart des cas, que par les modifications dans l'audition de certains bruits familiers ; par exemple, il s'aperçoit qu'il n'entend plus sa montre que d'une oreille.

L'ouïe peut être abolie de façon complète, c'est-à-dire qu'aucun son émis dans des conditions normales n'est plus transmis par la voie aérienne; mais cela est plutôt rare.

Suivant les cas, l'audition peut être plus difficile pour les sons aigus que pour les sons graves, ou inversement. On admet généralement que la perte de perception des sons aigus indique une altération de l'organe de perception (oreille interne). Au contraire, la difficulté à entendre les sons graves caractérise les affections de l'appareil de transmission (oreille moyenne ou externe).

On étudie la *capacité auditive* du malade en élevant et en abaissant alternativement la voix, ou en faisant vibrer devant son oreille certains objets (diapason, sifflet), en lui faisant entendre certains bruits familiers (montre, etc.).

Examen de l'acuité auditive. — Quelques règles doivent présider à cet examen :

1° La source sonore, quelle qu'elle soit, doit être perpendiculaire à l'oreille;

2° Chaque oreille doit être examinée à part, l'autre étant obturée exactement, la main étant posée à plat sur le pavillon;

3° Le malade doit être examiné les yeux fermés. Ceci dit, on doit faire successivement les trois épreuves suivantes :

a) *Voix haute*, compter, dire un mot quelconque en commençant assez loin et en se rapprochant de plus en plus de l'oreille à examiner;

b) *Voix chuchotée*, qui a beaucoup plus de valeur, car, malgré l'obturation, les vibrations sont toujours perçues par l'autre oreille ; l'oreille normale entend la voix chuchotée à 20 mètres ;

c) Examen à la montre.

Chez l'*enfant*, la surdité est toujours difficile à dépister. Dans le tout jeune âge en particulier, il ne tourne pas la tête quand on fait du bruit auprès de lui, il commence à parler, puis s'arrête, ne semblant plus comprendre. Méfiez-vous alors de la *surdi-mutité congénitale* ou *acquise*.

Un peu plus tard, vous êtes consulté parce que l'enfant est *distrait*. Il ne suit plus les cours attentivement, ne répond pas quand on lui cause ; cela par périodes au cours de rhumes, poussées de rhinite, d'adénoïdite. C'est un candidat à la surdité catarrhale définitive, si on ne l'opère pas rapidement.

L'audition peut être altérée dans quelques cas de façon un peu particulière ; c'est ainsi que quelquefois il se produit ce qu'on appelle la *paracousie* (de Willis) : certains sourds entendent mieux quand on leur parle dans le bruit, en chemin de fer, que dans un endroit silencieux. C'est là un phénomène assez difficile à expliquer.

Quelquefois, le même son émis devant un sujet est entendu avec deux tonalités différentes ; c'est ce qui constitue la *diplacousie* ; quelquefois aussi, le son, au lieu d'être perçu de façon moins nette, donne lieu au contraire à une perception exagérée, le moindre bruit impressionne désagréablement le malade, c'est ce qu'on appelle l'*hyper-acousie*, commune au début de quelques affections du labyrinthe.

BOURDONNEMENTS D'OREILLE. — Le malade peut se plaindre d'entendre des bruits subjectifs surajoutés à l'audition ordinaire ; il a des *bourdonnements d'oreille*. Les bourdonnements ont un timbre tout à fait variable : ils sont comparés, par le malade, soit au bruit de mouches qui volent, ou au bruit de coquillage, ou à un sifflement, et il est assez difficile de pouvoir rattacher ces différents bruits à une affection de telle ou telle partie de l'oreille.

Ils se produisent dans les affections de la caisse du tympan, dans les affections du labyrinthe et aussi sous l'influence de certaines modifications de la pression sanguine à l'intérieur de l'oreille (anémie, hyperémie) ; ils sont parfois synchrones aux pulsations cardiaques : le malade *entend son pouls dans l'oreille*.

Ces bourdonnements sont très gênants parce qu'ils sont permanents et parce qu'ils entravent l'audition, se surajoutant aux sons proprement dits. Ils prennent même, dans certains cas, à eux seuls, l'allure d'une véritable maladie.

VERTIGES. — Les phénomènes vertigineux sont fréquents chez les sourds. Il est nécessaire de les interroger dans ce sens, car habituellement ils ne rapportent pas ces vertiges à leur affection de l'oreille et ils les attribuent à un mauvais fonctionnement de l'estomac ou à des phénomènes migraineux.

Le vertige auriculaire présente des caractères particuliers. Il est accompagné de bourdonnements et de surdité, augmente lorsque le malade ferme les yeux, et est plus accentué lorsqu'il marche, ou lorsqu'on lui fait réunir les pieds, ou s'il se tient sur un seul pied. Lorsqu'il est très marqué, le vertige s'accompagne de nausées et de vomissements, tous caractères qui sont propres au vertige auditif.

DOULEUR. — La douleur ressentie par le malade est variable suivant l'affection qui l'amène à demander conseil. Pour tout ce qui concerne les troubles chroniques de l'oreille, elle est souvent nulle. Mais les douleurs peuvent être très marquées dans toutes les affections inflammatoires aiguës de l'oreille ou de ses cavités annexes, et dans l'otite aiguë, par exemple, elles sont des plus vives. L'otalgie peut avoir un caractère sourd, profond ; elle peut présenter des paroxysmes avec irradiations vers la région mastoïdienne ou dans toute la tête et empêcher tout sommeil.

Les phénomènes douloureux se rencontrent aussi bien dans les affections de l'oreille externe que dans celles de l'oreille moyenne. Toutefois, il s'agit parfois de lésions de voisinage (abcès, séquestre mastoïdien).

La recherche des points douloureux à la pression prend parfois une grande importance diagnostique, pour différencier entre elles ces différentes affections.

Il faut bien savoir aussi qu'un certain nombre de phénomènes douloureux peuvent exister dans l'oreille comme dans toute autre région du corps *sine materia*. Il s'agit alors de symptômes purement nerveux, et l'*algie hystérique* de l'oreille a été bien décrite dans ces derniers temps. La douleur est ici étendue, superficielle, sans caractère bien fixe, pouvant se déplacer ; tous signes qui permettent de reconnaître l'hystérie de l'oreille.

L'*écoulement purulent* ou *otorrhée* est un symptôme pour lequel vous serez également consulté. S'il est récent et abondant, le malade s'en inquiète ; s'il est *ancien*, — et on en voit qui durent depuis plusieurs mois, sous forme d'un suintement qui tache le coton changé tous les jours, — le malade n'y attache aucune importance. Il vous le signale accidentellement. C'est pour la surdité, qui le gêne le plus, qu'il vient vous consulter.

L'écoulement d'oreille doit être examiné quant à ses caractères. Est-il fétide (carie osseuse), teinté de sang (polypes, granulations), très abondant, alors ce n'est plus l'oreille qui suppure, mais l'apophyse tout entière. A-t-il cessé brusquement en même temps que des douleurs, de la céphalée ont apparu, craignez la rétention mastoïdienne et les complications cérébrales.

La *paralysie faciale* est souvent d'origine otitique. Aussi, chaque fois que vous la constaterez, examinez l'oreille : vous découvrirez ainsi l'otite chronique ancienne

GUISEZ, *2ᵉ édit.*   III. — 3

avec coque osseuse, ou même simplement l'otite catarrhale, et, dans ce dernier cas, elle guérit avec elle.

Examen de l'oreille externe. Otoscopie.

*EXAMEN DIRECT SANS LE SECOURS D'INSTRU-
MENTS.* — Tout comme pour le nez, l'examen de l'oreille

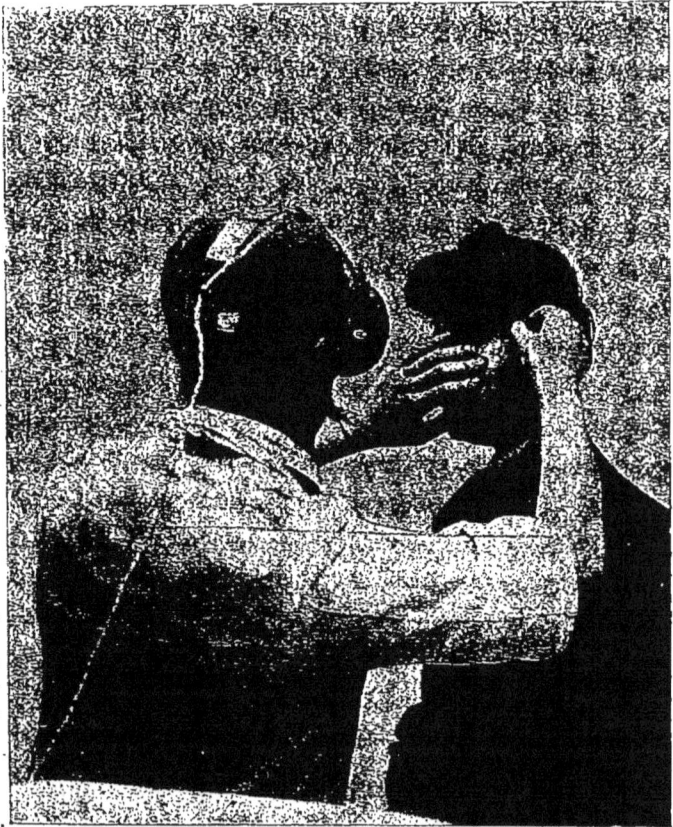

Fig. 18. — Examen de l'oreille sans spéculum.

externe doit être fait de façon directe : à un premier coup
d'œil, on peut se rendre un compte exact des modifica-

tions de forme du pavillon et de l'entrée du conduit en leur laissant leur configuration naturelle. C'est ainsi que l'on découvre des furoncles, des plaques d'eczéma qui autrement passeraient inaperçus. Chez certains malades dont le conduit auditif est large et peu coudé, on peut sans spéculum examiner le conduit auditif externe et le tympan. Il suffit de redresser la courbure naturelle du conduit et de faire bâiller le méat, en attirant d'une main le pavillon en haut et en arrière et en appuyant de l'autre sur le tragus que l'on repousse légèrement en avant (fig. 18).

Mais généralement on est obligé de recourir à des *spéculums*.

INSTRUMENTS. — SPÉCULUMS. — Les spéculums employés aujourd'hui par tous les auteurs sont toujours tubulaires. Ils dérivent tous du spéculum de Toynbee, sorte de tube cylindro-conique à large pavillon externe.

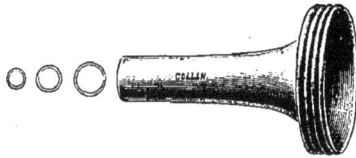

Fig. 19. — Spéculum de Politzer.

Les meilleurs sont les spéculums courts à large pavillon. Ils ont pour rôle, en effet, simplement de redresser la courbure du conduit et de réfléchir vers le tympan les rayons issus de la source lumineuse (fig. 19).

Un jeu de spéculums est nécessaire, en comprenant trois ou quatre de différents diamètres. Ils seront en métal, facilement stérilisables, nickelés pour bien réfléchir la lumière vers le conduit. Choisissez

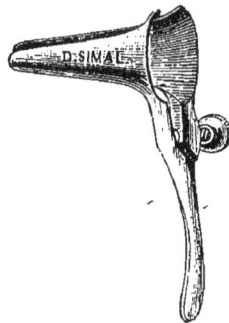

Fig. 20. — Petit spéculum bivalve dilatateur.

vos spéculums le plus larges possible, permettant l'inspection de la totalité de la membrane du tympan.

Les *spéculums bivalves* (fig. 20), autrefois employés, sont aujourd'hui abandonnés, car ils sont douloureux pour le malade et éclairent moins que les spéculums pleins ; excep-

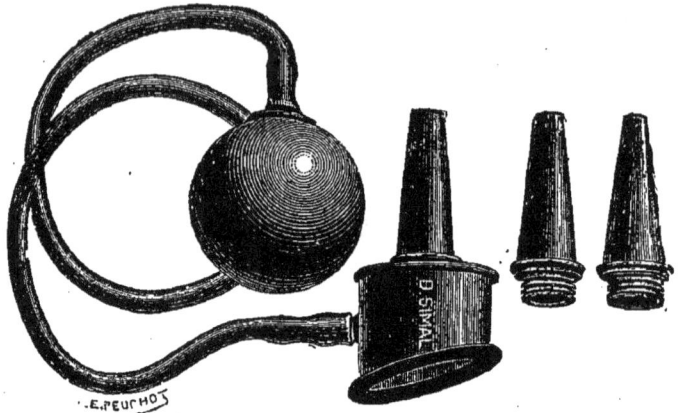

Fig. 21. — Spéculum de Siegle.

tionnellement, ils peuvent servir dans les atrésies du méat.

SOURCES LUMINEUSES. — Le meilleur éclairage est encore ici la lumière naturelle ; malheureusement, elle est souvent inutilisable ou fait souvent défaut. On se sert alors, comme pour les autres cavités, d'une lumière artificielle et du *miroir frontal, miroir de Clar* (fig. 3, tome I).

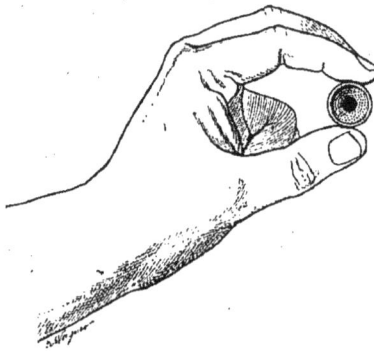

Fig. 22. — Manière correcte pour tenir le spéculum (entre le pouce et l'index).

L'emploi du SPÉCULUM DE SIEGLE est aujourd'hui d'un usage courant dans l'examen de l'oreille, et en particulier du tympan.

Cet appareil se compose (fig. 21) d'un spéculum ordinaire auquel est adapté un cylindre coupé en biseau et fermé par une lame de verre inclinée à 45 p. 100, dont l'inclinaison empêche qu'une portion de lumière réfléchie ne vienne impressionner l'œil de l'observateur. Un tube

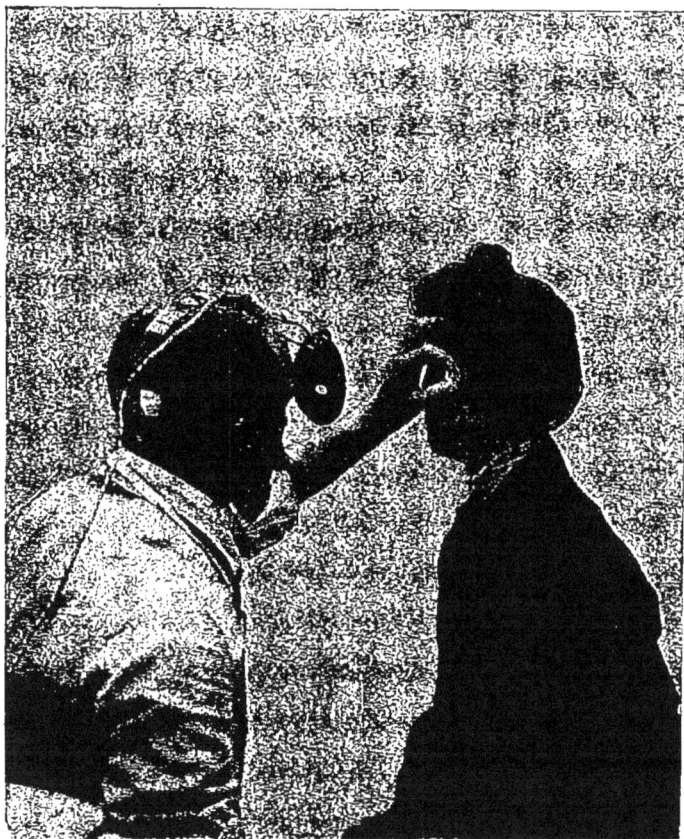

Fig. 23. — Examen de l'oreille avec le spéculum.

conduisant à une poire en caoutchouc vient s'adapter à la partie moyenne de l'appareil. En pressant et relâchant alternativement la poire, le spéculum étant introduit dans l'oreille, on amène la condensation et la raréfaction de l'air dans le conduit auditif. Les meilleurs spéculums de

Siegle, les plus faciles à stériliser, sont ceux qui sont
entièrement métalliques, sur lesquels s'adaptent des spéculums de différents calibres.

POSITION DU MALADE. — Le malade est assis latéralement à la lumière ; il tourne légèrement la tête, l'incline

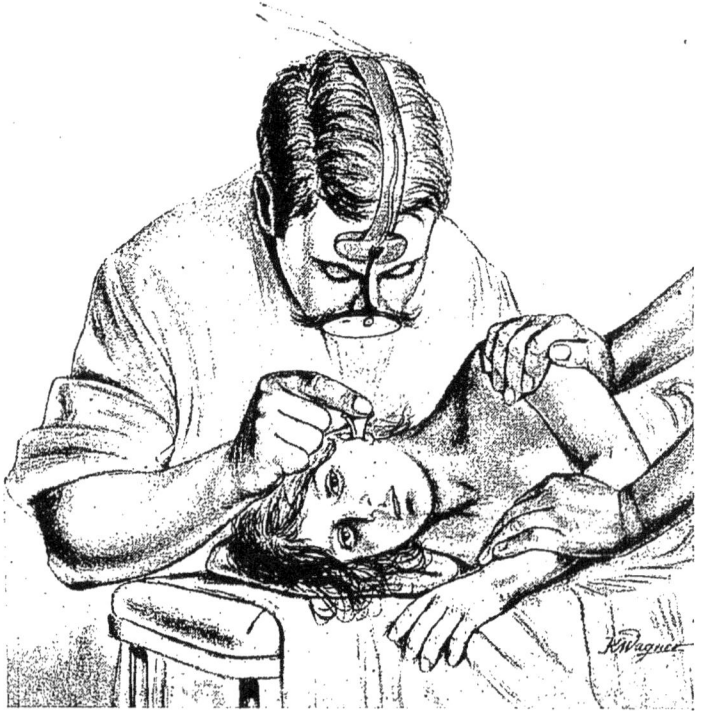

Fig. 24. — Examen de l'oreille chez l'enfant.

un peu, de façon à présenter sa face latérale au médecin
qui fait l'examen (fig. 23).

Ce dernier doit être assis sur un siège un peu plus bas
que celui du malade.

S'il s'agit d'un enfant, l'examen peut se faire, celui-ci
étant maintenu assis sur les genoux d'un aide. Mais si

l'examen est difficile, si l'enfant est indocile, la position couchée dans le décubitus latéral est préférable (fig. 24).

TECHNIQUE. — On commence par éclairer le méat auditif; puis, tenant le spéculum d'une main, tandis que de l'autre on exerce une traction sur le pavillon de l'oreille pour l'attirer en haut et en arrière, on introduit l'instru-

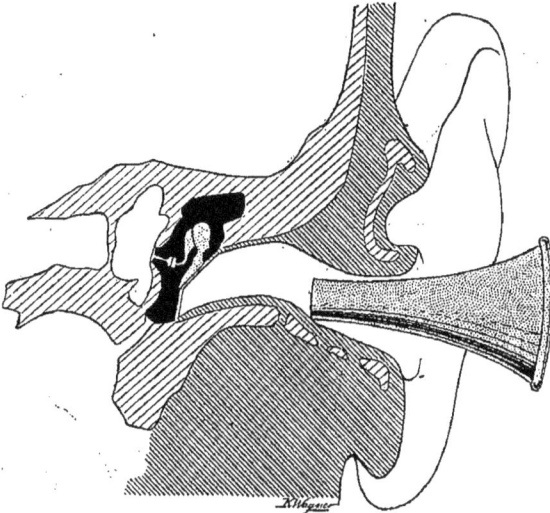

Fig. 25. — Mauvaise introduction du spéculum qui bute sur la paroi inférieure du conduit, le pavillon n'étant pas redressé.

ment *doucement* et à l'aide de petits mouvements de rotation si l'on rencontre ou prévoit un obstacle. On fixe ensuite le spéculum avec l'index et le pouce de la main gauche, tandis que, de la droite restée libre, on va manier les instruments (stylet, porte-coton).

Pour bien voir, on devra approcher le plus possible l'œil de l'oreille à examiner. On aperçoit à travers le spéculum la peau du conduit auditif, blanche, mate, et, la coupant à sa portion toute postérieure, le tympan qui se montre sous la forme d'un diaphragme transversal.

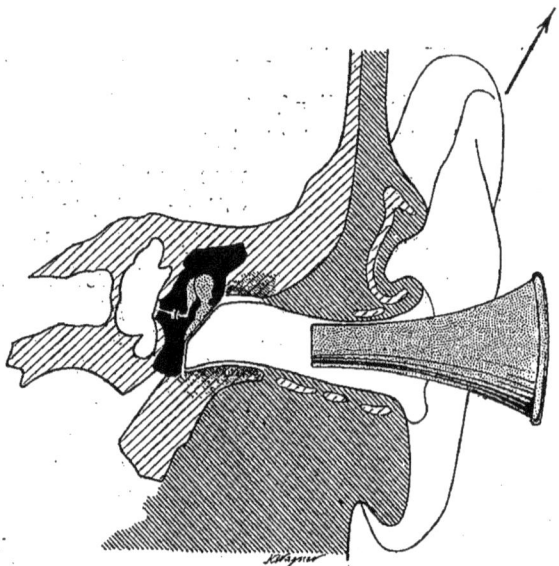

Fig. 26. — Le spéculum ne doit pas être introduit jusqu'au conduit osseux sous peine de douleur pour le malade.

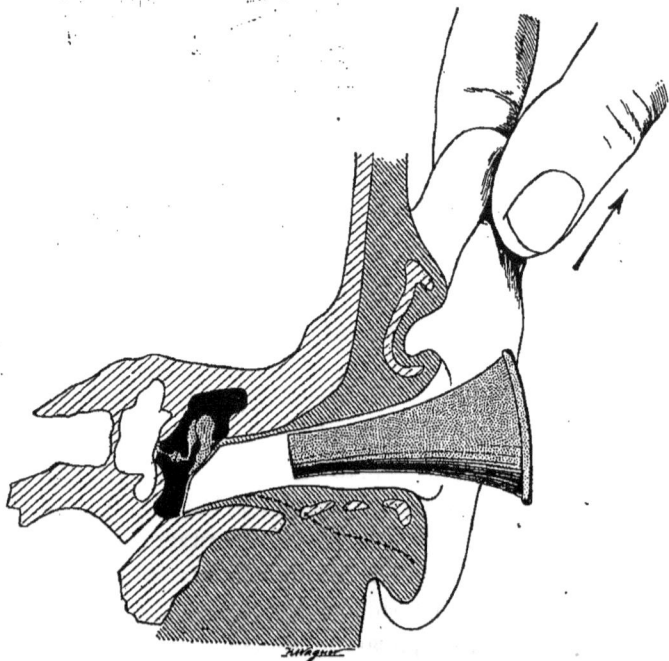

Fig. 27. — Redressement du pavillon pour l'introduction du spéculum.

Il faut déplacer le spéculum, le mouvoir en lui imprimant des mouvements d'abaissement, d'élévation et d'inclinaison, pour inspecter successivement les différentes parois du conduit et les différentes portions de la membrane tympanique (fig. 25, 26, 27).

EXAMEN DU TYMPAN. — Nous savons (Voy. p. 12) quel est l'aspect normal du tympan.

Rappelons simplement ici que des points de repère bien précis doivent être établis pour juger des modifications de forme et d'aspect du tympan. La direction et l'obliquité de la longue apophyse du marteau dirigée en bas et en arrière, le triangle lumineux, l'aspect normal blanc grisâtre du reste du tympan doivent être, au moment de l'examen, présents à l'esprit de l'observateur.

La *coloration* du tympan peut varier, soit plus blanche qu'à l'état normal (sclérose tympanique), soit plus rouge (otite aiguë). Ces modifications ont une grande importance au point de vue pathologique.

L'œil apprécie les variations de *forme* du tympan d'après les changements d'aspect du triangle lumineux, celui-ci étant d'autant plus étroit et allongé que le tympan est plus concave; mais il en juge surtout d'après les modifications de l'angle ouvert en avant, formé par la rencontre du manche du marteau et du triangle lumineux. Normalement, cet angle mesure 50° ; il se ferme quand le tympan s'enfonce, il s'ouvre quand il se redresse.

L'appréciation de la *mobilité* du tympan doit compléter l'examen de l'oreille, et le spéculum pneumatique de Siegle peut nous fournir ce renseignement. Le spéculum est introduit dans l'oreille comme un spéculum ordinaire, de façon qu'il obture le plus parfaitement possible le conduit. De la main restée libre, on imprime à la poire des mouvements alternatifs de compression et de décompression. L'observateur suit à travers la lame en verre les mouvements oscillatoires imprimés à la membrane du tympan.

Trois précautions sont indispensables pour la réussite de cet examen avec le spéculum de Siegle.

1o Il faut *chauffer* légèrement la glace immédiatement avant l'examen, sinon l'effet du vide amène la condensation de la buée de l'air contenu dans le conduit et brouille la glace.

2o *L'obturation du conduit doit être parfaite* : il convient d'adapter l'embout qui est approprié aux dimensions du conduit. En le garnissant d'une rondelle de caoutchouc, d'un fragment de tube de caoutchouc, on réalise une obturation aussi complète que possible.

3o Une *grande douceur* est à recommander, car une aspiration brusque peut impressionner péniblement le malade; de même une forte compression détermine parfois du vertige.

L'exploration de la mobilité du tympan est des plus importantes ; à l'état pathologique, elle se traduit tantôt par une diminution due à des adhérences, cicatrices, ankylose des osselets, tantôt au contraire par une exagération nous montrant le relâchement du tympan. Le spéculum de Siegle peut en outre, dans l'otite suppurée, nous révéler l'existence et le siège précis d'une perforation du tympan, par l'aspiration mécanique du pus qu'il produit à son niveau.

Ce qu'il ne faut pas faire. — 1o On ne doit jamais introduire de spéculum dans le conduit avant d'*en avoir fait l'éclairage et l'examen sans instruments*. On reconnaîtra ainsi les obstacles qui peuvent rendre l'introduction du spéculum difficile ; ce sont parfois les poils du conduit : il est toujours facile de remédier à cet inconvénient en les coupant ou en les collant avec un peu de vaseline. Le conduit peut être dans certains cas très étroit, du fait d'une conformation naturelle, ou bien du gonflement des téguments superficiels (otite externe, furoncle). Il convient alors d'employer un instrument approprié, soit un spéculum très étroit, soit, dans le cas d'œdème, un spéculum dilatateur, celui de Hartmann ou celui de Mahu (fig. 20).

2° Une faute commune chez les débutants consiste à *introduire le spéculum trop obliquement*. Son extrémité bute alors sur la paroi postérieure du conduit ou trop profondément jusqu'au conduit osseux, éveillant chez le malade des sensations très douloureuses : la sensibilité du conduit auditif est en effet très vive. Le moindre attouchement peut provoquer des douleurs, de la toux et, chez certains sujets, des phénomènes réflexes pénibles (nausées) (1).

N'oubliez pas que *le spéculum est un instrument qui doit servir simplement à redresser le conduit*. Aussi on n'emploiera que des spéculums courts, toujours suffisants pour l'examen et bien plus maniables. Toutefois, il convient de l'introduire assez *profondément*, certains débutants timorés n'exerçant pas de traction suffisante sur le conduit en l'introduisant, par exemple pour voir le tympan.

3° Des débris épithéliaux, du cérumen, du pus peuvent masquer le tympan et boucher plus ou moins le conduit ; il convient de les enlever au préalable, soit à l'aide d'une injection d'eau faite suivant certaines règles (Voy. plus loin, p. 73), soit rarement à sec à l'aide du porte-coton.

La lumière du spéculum étant forcément restreinte, on ne verra qu'une portion du tympan dans une position déterminée de l'instrument ; il convient de l'incliner dans tous les sens, en lui faisant exécuter des mouvements autour de son axe, en attirant d'autre part le pavillon ; sinon l'on n'aura qu'une idée bien incomplète de la configuration réelle du tympan.

EXPLORATION AU STYLET. — L'exploration et le toucher à l'aide du stylet doivent compléter l'examen fourni par la vue.

(1) Réflexes dus à l'attouchement de quelques filets du pneumogastrique qui innervent la peau du conduit.

On se sert, pour cette exploration, de stylets légèrement coudés à leur extrémité, terminés par une boule protectrice. Ils doivent être aussi fins et aussi souples que possible (en argent, de préférence), car leur contact est toujours pénible à supporter (fig. 28).

Le toucher au stylet permet de se rendre compte de la

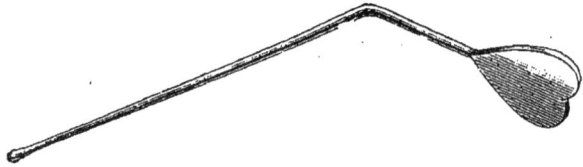

Fig. 28. — Stylet à oreilles.

plus ou moins grande flaccidité de la membrane du tympan, la dureté spéciale du fond de la caisse, l'existence de points d'ostéite, l'insertion d'un polype, etc. L'exploration au stylet doit être faite avec une grande légèreté de main, car elle est très douloureuse et, faite brutalement, elle peut amener des traumatismes.

EXAMEN DU NEZ, DU PHARYNX ET DU CAVUM. — Systématiquement, chaque fois que l'on aura une oreille à examiner, on pratiquera, suivant les règles et la technique que nous avons énumérées dans le précédent volume, l'examen du nez, du cavum et du pharynx. On trouvera là la raison d'être, la cause initiale de la plupart des affections de l'oreille. Les rhinites purulentes, les végétations, les amygdales hypertrophiées constituent des foyers de suppuration qui entretiennent, par l'intermédiaire de la trompe, les écoulements d'oreille, etc.

EXAMEN DE L'ÉTAT GÉNÉRAL. — N'oubliez jamais de faire à ce sujet une enquête approfondie ; vous trouverez dans la maladie fébrile actuelle (scarlatine, rougeole, grippe, typhoïde) la cause des troubles auriculaires locaux par voie sanguine ou par propagation des lésions nasales ou pharyngées, fréquentes dans ces affections. Dans l'arthritisme, la goutte, vous trouverez également la cause de la surdité, des bourdonnements, dans le diabète des écoulements torpides. Recherchez les antécédents syphilitiques, tuberculeux ou autres.

Examen de l'oreille moyenne.

Pour que l'oreille moyenne fonctionne bien, il faut qu'il y ait une certaine quantité d'air à son intérieur, et son aération doit être faite de temps à autre par le libre jeu de la trompe d'Eustache.

L'examen de l'oreille moyenne doit donc comporter également celui de la trompe d'Eustache.

Le moyen le plus souvent employé pour reconnaître si la trompe d'Eustache est perméable, c'est le cathétérisme avec la sonde d'Itard ; mais l'air peut être envoyé directement dans la trompe à l'aide de procédés plus simples et sans cathéter.

Il y a donc deux méthodes principales pour envoyer et insuffler de l'air dans la caisse : l'*insufflation sans cathéter* et l'*insufflation avec cathéter.*

On conçoit très bien que la première ne sera applicable que lorsqu'il n'existe qu'un obstacle passager, et non matériel de la trompe. Au contraire, l'usage du cathéter et même le *bougirage*, c'est-à-dire l'introduction de bougies dans l'intérieur de la trompe, seront nécessaires lorsqu'elle est obstruée.

Que l'on emploie l'un ou l'autre de ces procédés, il est indispensable de contrôler si, au moment de l'insufflation, l'air pénètre bien dans l'oreille moyenne, par ce qu'on appelle l'*auscultation de l'oreille.*

AUSCULTATION DE L'OREILLE. — L'auscultation seule permet de reconnaître si l'air pénètre vérita-

blement dans la caisse. En effet, lorsqu'on interroge
le malade pour savoir si l'air pénètre ou non dans son
oreille, il vous renseigne très mal ; il n'a point, surtout au
début, acquis l'expérience suffisante pour s'en rendre
compte lui-même.

Il faut ausculter l'oreille à l'aide d'un tube otoscope,
simple tuyau de caoutchouc, mesurant 1 mètre à 1^m,50 de
longueur et 5 à 6 millimètres de diamètre. Ce tube est
terminé à ses deux extrémités par deux embouts olivaires
(fig. 29) ; l'une des extrémités est introduite dans l'oreille

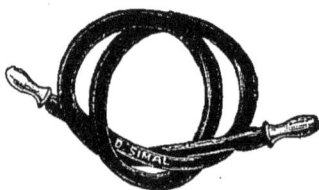

Fig. 29. — Tube otoscope.   Fig. 30. — Embouts d'otoscope
                                              en verre.

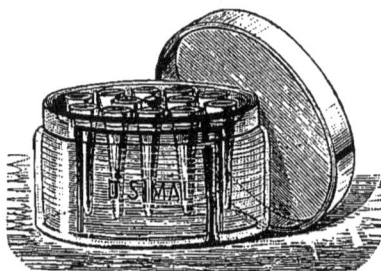

du médecin, tandis que l'autre est introduite dans l'oreille
du malade.

L'extrémité destinée à l'oreille du malade devra être
munie d'embouts différents permettant de mieux les
adapter au calibre de l'oreille et en faciliter la désinfection.
Les embouts coniques olivaires de Lubet-Barbon remplissent ces différentes conditions (fig. 30).

Lorsque l'on envoie de l'air dans la trompe, le médecin
qui ausculte entend, si celle-ci est normale, un souffle
un peu rude qui lui est transmis par l'intermédiaire du
tube. Si la trompe est rétrécie, il perçoit une sorte de
bruit plus ou moins faible et plus ou moins aigu ; si, au
contraire, elle est large, c'est une sorte de souffle à timbre
fort et grave. Dans les rétrécissements de la trompe, le

bruit entendu peut être intermittent ; s'il y a du liquide dans la caisse, on perçoit des sortes de râles sous-crépitants.

Pour que l'auscultation soit utile, il faut qu'il n'y ait aucune interruption le long du tube, il faut prendre garde qu'il ne frotte sur les vêtements du malade ; il faut éviter aussi que le malade, sous le prétexte de vous aider, le tienne d'une main, car alors les bruits ne sont plus transmis à votre oreille.

INSUFFLATION DIRECTE DANS LA TROMPE ET L'OREILLE (SANS CATHÉTER). — Trois procédés différents peuvent être employés pour arriver à aérer la caisse sans sonde :

Le procédé de Valsalva, le procédé de Politzer et le procédé de Toynbee.

Procédé de Valsalva. — Ce procédé se pratique de la façon suivante :

Le malade obture bien exactement ses narines d'une main et ferme la bouche, il fait alors un violent effort d'expiration : sous l'influence de la pression, l'air doit pénétrer dans la trompe, et l'aération de l'oreille moyenne résulte de la compression de l'air contenu dans le pharynx nasal. Le malade se rend compte que l'air a bien pénétré par le souffle brusque qu'il entend dans l'oreille. Le médecin qui ausculte avec le tube otoscope perçoit également une sorte de claquement bref correspondant à l'ouverture brusque de la trompe d'Eustache (fig. 31).

On conçoit que le Valsalva ne réussit que si la trompe est tout à fait perméable et si le malade peut exécuter cette manœuvre. Il est inapplicable aux enfants.

Procédé de Politzer. — Ce procédé repose sur ce fait qu'au moment de la déglutition la trompe s'ouvre et est disposée à recevoir l'air qui y est envoyé sous pression. Si l'on vient donc à faire exécuter au malade un mouvement de déglutition et qu'à ce moment précis on comprime de

l'air dans le naso-pharynx, celui-ci pénétrera par l'intermédiaire de la trompe dans l'oreille moyenne et l'aération
sera réalisée.

Technique. — Le sujet met dans sa bouche une gorgée
de liquide ; dans une de ses narines, le médecin introduit

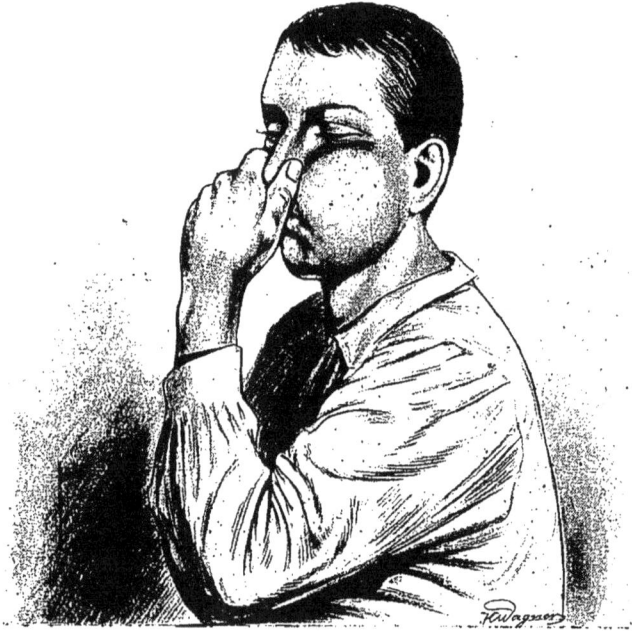

Fig. 31. — Epreuve de Valsalsa. — Le malade a les lèvres exactement
closes ; il fait un violent effort comme pour se moucher, de façon
à envoyer l'air de l'arrière-nez par la trompe jusqu'à l'oreille
moyenne.

l'embout de la poire à insufflation de Politzer (fig. 32). Il
obture hermétiquement la narine opposée et sert fortement l'olive qui est introduite dans la fosse nasale. Il presse
de la main restée libre sur la poire au moment précis où
le malade avale la gorgée d'eau.

Dans la manœuvre de Politzer, il faut bien faire atten-

tion qu'il y ait un synchronisme parfait entre le moment
où l'on presse sur la poire et celui où le malade avale, sinon
la manœuvre échouera. Il faut aussi introduire l'olive bien
exactement dans la narine et l'obturer aussi complètement
que possible.

Le *tube de Gellé* (fig. 33) remplace avantageusement

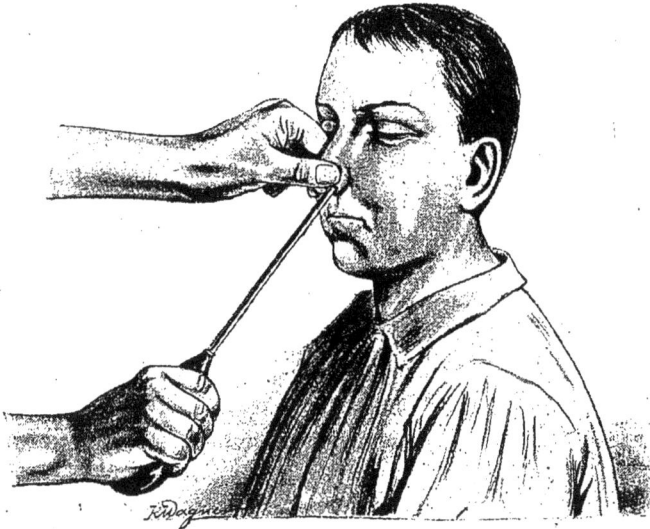

Fig. 32. — Procédé de Politzer pour l'insufflation de l'oreille moyenne.
La poire de Politzer est pressée au moment exact où le patient
avale une gorgée d'eau qu'il a dans la bouche.

l'embout olivaire de la poire de Politzer ; il est beaucoup
plus malléable, mieux supporté par le malade et se désin-
fecte plus facilement.

Certaines modifications ont été apportées au procédé de
Politzer par différents auteurs. C'est ainsi que Lucæ utilise
le mouvement du voile pendant la phonation. Il conseille
de faire émettre au malade la voyelle « a » au moment
où il insuffle de l'air avec la poire.

GUISEZ, *2º édit.*   III. — 4

On peut faire émettre la syllabe « ouk » au moment où on insuffle l'air ou faire gonfler la bouche, les lèvres étant tenues closes.

Tous ces procédés, certainement plus simples que celui enseigné par Politzer, lui sont néanmoins inférieurs, parce que les mouvements imprimés par eux à la trompe sont bien moins marqués que ceux amenés par la déglutition.

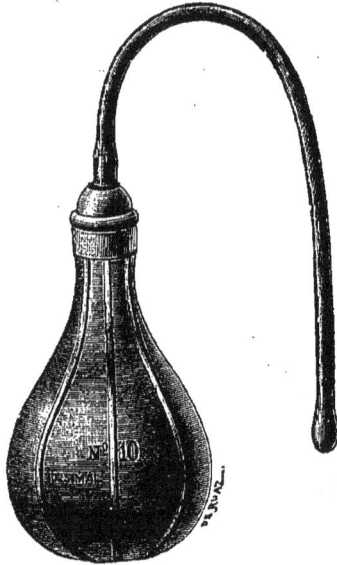

Fig. 33. — Poire à air de Politzer avec tube de Gellé.

Chez le tout jeune enfant, il est toujours difficile de faire ces différentes manœuvres; or, c'est chez lui surtout que l'on est obligé de recourir à l'insufflation directe, car l'enfant ne supporte pas l'introduction du cathéter. Mais la trompe est très large dans l'enfance, et il suffit en réalité de presser sur la poire, la bouche du petit malade étant au préalable fermée et les narines bien obturées, pour faire pénétrer l'air dans la caisse. Ce procédé réussit d'autant mieux que l'enfant se débat ou essaie de crier pendant l'insufflation.

Le procédé de Politzer, surtout tel qu'il a été indiqué par le maître viennois, est d'une grande utilité. Il convient toutefois d'envoyer l'air avec modération : aérant simultanément les deux oreilles, et comme il pénètre plus d'air dans l'oreille saine que dans celle dont la trompe est obstruée, il pourrait amener des phénomènes de distension du côté de la membrane tympanique.

Procédé de Toynbee. — Le procédé de Toynbee a pour

but de faire circuler l'air dans la trompe de la caisse vers le naso-pharynx. Pour exécuter cette manœuvre, il suffit de fermer les lèvres et les narines et d'exécuter un mouvement de déglutition. L'air se trouvant raréfié dans le naso-pharynx, celui qui est contenu dans la caisse se trouve attiré vers cette cavité et circule de ce fait de l'oreille vers l'arrière-nez par l'intermédiaire de la trompe.

CATHÉTÉRISME DE LA TROMPE D'EUSTACHE. — Le cathétérisme de la trompe d'Eustache permet de réaliser de façon plus précise que tous ceux que nous venons de décrire l'aération de l'oreille moyenne. C'est à la fois un mode d'examen de l'oreille et de traitement d'un grand nombre d'affections.

INSTRUMENTS. — Pour pratiquer le cathétérisme, trois instruments sont nécessaires : la poire à insufflation, le cathéter et le tube otoscope.

CATHÉTERS. — Les cathéters peuvent être en caoutchouc, en ébonite durcie ou en métal.

A part quelques indications de sensibilité toute spéciale, de la part du malade, disons tout de suite qu'il vaut mieux avoir recours au cathéter métallique, d'une désinfection beaucoup plus facile et qui garde mieux la forme qu'on lui imprime. Il a aussi l'avantage de laisser reconnaître plus facilement les points de repère quelquefois si difficiles à trouver.

Le cathéter (fig. 34) est muni, à son extrémité distale, d'un petit anneau dont la situation et la direction correspondent au bec de l'instrument. Une fois introduit dans le nez, l'anneau sera le seul guide qui nous indiquera la situation de ce bec.

Celui-ci doit être légèrement renflé, arrondi et mousse pour ne point léser la muqueuse qu'il va frôler. Le pavillon du cathéter devra présenter une forme telle qu'il reçoive bien exactement l'embout de la poire à air.

Le diamètre des sondes doit être approprié aux cas que

l'on a à soigner. On doit en avoir dans son arsenal de trois sortes : les plus minces ayant 1 millimètre et demi de diamètre, des moyennes et des grosses qui mesurent 3 millimètres.

La courbure des sondes doit être modifiée à volonté.

La poire qui sert à faire l'insufflation est celle de Politzer à laquelle on adapte un embout conique qui s'ajuste exactement sur le pavillon de la sonde.

TECHNIQUE DU CATHÉTÉRISME. — Le malade est assis, la tête légèrement renversée et immobile pendant toute la

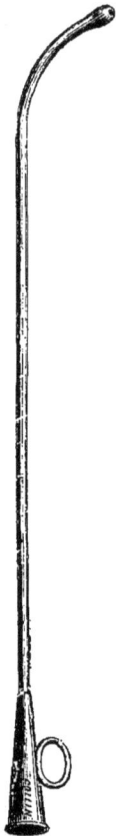

Fig. 34. — Cathéter d'Itard.

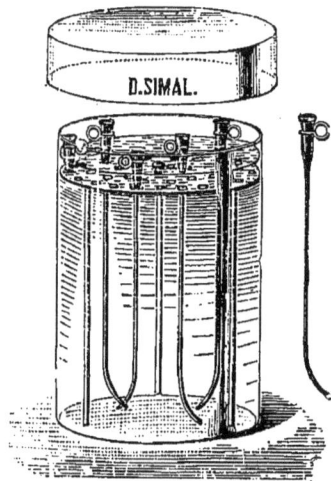

Fig. 35. — Bocal en verre pour tenir les sondes dans un liquide aseptique.

durée de l'opération. L'opérateur est placé debout et à droite du malade, son oreille est reliée à celle du patient par le tube otoscope (fig. 36).

L'anesthésie de la fosse nasale, et en particulier de la

région postérieure, sera au préalable pratiquée parce qu'elle
facilite l'introduction de l'instrument, en dilatant légère-

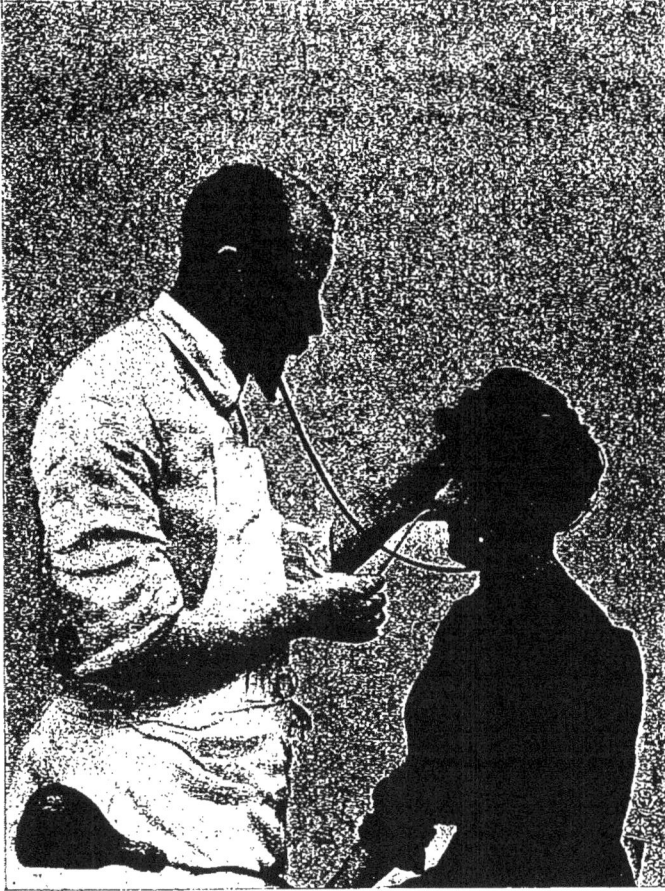

Fig. 36. — Premier temps de l'introduction du cathéter.

ment le conduit nasal (grâce au pouvoir rétractile de la
cocaïne), et d'autre part elle évite toute douleur chez un
sujet pusillanime.

Premier temps. — Le médecin prend de la main droite la sonde au niveau du pavillon, entre le pouce et l'index. Avec le pouce de la main gauche, il relève le lobule du nez, puis, après avoir chauffé légèrement le cathéter au-dessus de la flamme d'une lampe à alcool pour en rendre le contact moins désagréable, et après avoir pris la précaution, par un coup de poire, de reconnaître qu'il n'est pas obturé,

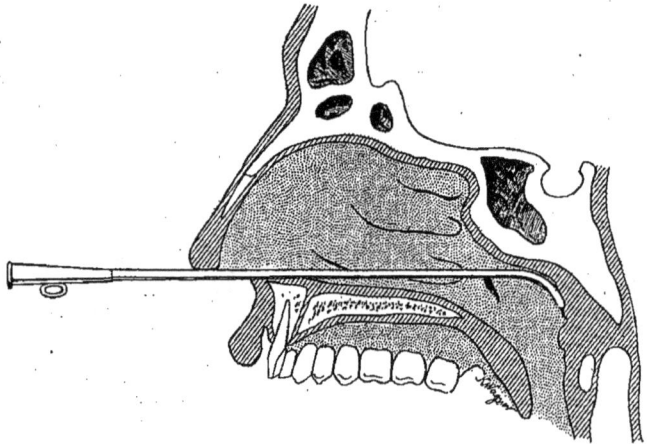

Fig. 37. — Cathétérisme de la trompe, *2e temps*. — Introduction de la sonde dans les fosses nasales jusqu'à la paroi postérieure du pharynx.

il insinue le bec de l'instrument sur le plancher de la fosse nasale, le fait cheminer en le glissant entre le cornet inférieur et la cloison jusqu'à ce qu'il arrive dans le cavum, et l'introduit ainsi jusqu'à la paroi postérieure du pharynx (fig. 37).

Deuxième temps. — Le deuxième temps doit consister à diriger le bec de la sonde vers l'orifice de la trompe, à pratiquer ce qu'on appelle la **rotation du cathéter.** C'est là le temps délicat du cathétérisme.

Plusieurs procédés ont été recommandés pour arriver à ce but. Chacun d'eux présente des indications spéciales,

suivant les cas. Nous décrirons successivement la méthode
de la recherche du bourrelet postérieur (Kramer-Ménière),
la méthode de la cloison (Toynbee).

1º **Méthode de Kramer-Ménière.** — Le bourrelet postérieur de la trompe est ici le point de repère qui nous avertit
que l'on avoisine l'orifice tubaire. Ce procédé consiste à
enfoncer le cathéter jusqu'à la paroi postérieure du pharynx

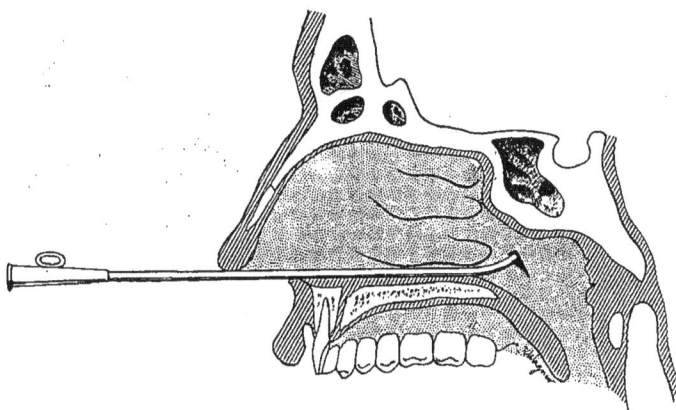

Fig. 38. — Cathétérisme de la trompe, *3ᵉ temps*. — La sonde est
retirée d'un centimètre en arrière, puis retournée le bec en haut et
en dehors dans la direction de la trompe.

et, dès qu'on y est parvenu, à lui imprimer une rotation
d'un quart de cercle en dehors ; le bec de la sonde tombe
ainsi dans la fossette de Rosenmuller (fig. 37).

Si on le ramène légèrement à soi, on ne tarde pas à
percevoir une sorte de petit ressaut, qui indique qu'on
arrive au niveau du bourrelet tubaire. Au-devant de celui-
ci, le cathéter s'engage bientôt dans l'orifice de la trompe
(fig. 38), ce que l'on reconnaît aisément, à ce que l'instrument ne peut plus ni avancer, ni reculer.

Cette méthode est la plus couramment employée par les
auristes. Elle doit être faite avec la plus grande douceur

et la plus grande légèreté de main, pour reconnaître successivement les deux points de repère que nous venons
d'énumérer.

2° **Méthode de la cloison ou méthode de Frank.** —
Le point de repère est, dans cette méthode, le bord

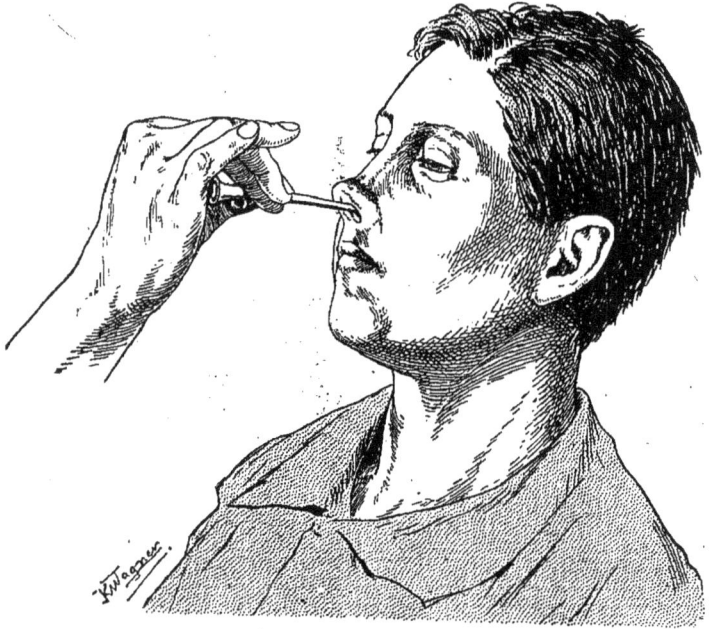

Fig. 39. — Premier temps du cathétérisme : Introduction jusqu'à la
paroi antérieure du pharynx.

postérieur de la cloison. La sonde, après avoir été insi-
nuée le long du plancher de la fosse nasale, est tour-
née en dedans pour accrocher le bord postérieur de la
cloison. On fait alors tourner le bec du cathéter d'un
demi-cercle en dehors : il doit pénétrer dans la trompe
qui est directement en face du bord postérieur de la
cloison.

La méthode de Frank est la plus facile à exécuter. Elle

convient aux débutants, mais est beaucoup moins sûre
que la méthode de Kramer-Ménière.

On est assuré que le *cathéter est en bonne position*,
lorsqu'on a la sensation qu'il est dans un orifice et qu'il se
laisse difficilement mouvoir d'avant en arrière. L'anneau

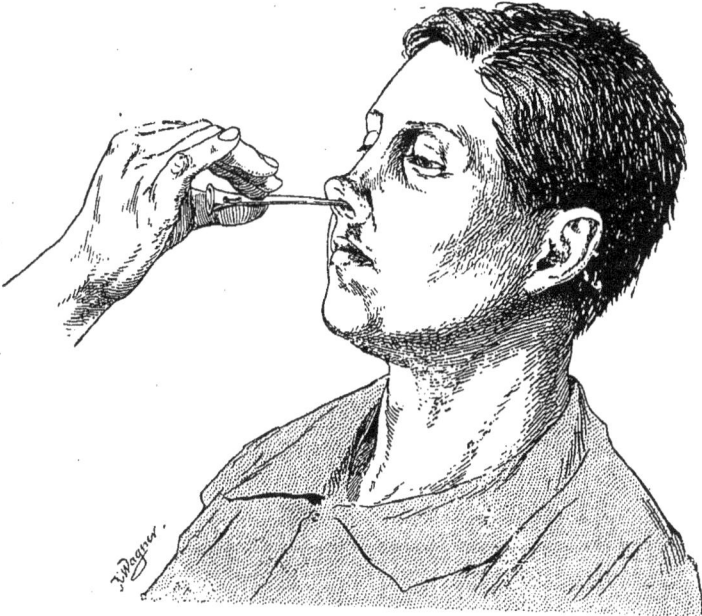

Fig. 40. — Deuxième temps du cathétérisme : Rotation en dehors du
bec de la sonde.

indicateur qui reste en dehors doit être alors dirigé vers
l'angle externe de l'œil correspondant.

Il faut ajouter, en outre, que le malade ne doit pas souffrir
et ne doit pas faire d'efforts de toux, de vomiturition.

La recherche de l'orifice tubaire est, comme on le voit,
le temps le plus délicat de la méthode. On a essayé de
fixer un point de repère sur la sonde, pour indiquer à quelle
profondeur on doit introduire l'instrument.

Il est toujours facile de marquer, sur la sonde du malade que l'on cathétérise, un trait soit à l'encre, soit avec une petite lime, qui indique la longueur dont elle doit être enfoncée dans la fosse nasale pour pénétrer jusqu'à la trompe. Mais ce point de repère ne peut servir que pour un même sujet, car la situation de l'orifice tubaire varie beaucoup, suivant les dispositions individuelles.

Insufflation d'air. — Le cathéter étant maintenu fermement de la main gauche, pour ne point qu'il dévie, on va procéder au temps suivant : l'insufflation d'air par la sonde d'Itard.

Pour cela, prenant la poire de la main droite, on ajuste l'embout conique de celle-ci dans le pavillon du cathéter et on exerce un mouvement de compression sur la poire. Ces deux manœuvres doivent être faites très légèrement, pour éviter tout déplacement du bec de la sonde.

Pendant toute la durée de l'insufflation, il convient de maintenir solidement le cathéter de la main gauche ; les premiers coups de poire seront donnés de façon très légère pour éviter tout accident (emphysème en cas de fausse route). Les autres seront donnés plus vigoureusement. Cinq à six coups de poire sont nécessaires pour assurer l'aération de la caisse.

L'insufflation étant faite, la sonde sort pour ainsi dire d'elle-même, dès qu'on l'abandonne dans la fosse nasale ; il suffit de la guider légèrement, en la retirant de la main droite.

Pendant toute la durée du cathétérisme, le médecin doit *ausculter l'oreille*.

Il faut se méfier des renseignements fournis par le malade, qui souvent sont erronés. La seule chose qui puisse nous renseigner, c'est lorsqu'il nous dit qu'il sent « de l'air dans l'oreille ». Autrement tous les bruits qu'il perçoit propagés de l'espace pharyngé à l'oreille n'ont aucune valeur.

Au contraire, lorsqu'on ausculte l'oreille, on entend pendant l'insufflation un *bruit de souffle* tout spécial qu'il suffit d'avoir entendu une fois pour savoir le reconnaître ; c'est que l'air pénètre régulièrement dans l'oreille.

Ce bruit de souffle se modifie, suivant que la trompe est plus ou moins obstruée, qu'il y a du liquide ou non dans la caisse.

Ce qu'il ne faut pas faire. — C'est de méconnaître les règles de l'antisepsie. *Il faut nettoyer avec soin les cathéters* que l'on emploie. Ils seront bouillis et conservés dans des liquides antiseptiques. On sait que pendant très longtemps, avant l'antisepsie, les auristes ont été accusés de propager la syphilis par le cathétérisme de la trompe (*chancre des auristes*).

Le cathétérisme bien fait *ne doit pas être douloureux*; aussi, recommanderons-nous, surtout chez les malades qui sont sondés pour la première fois, de ne le faire qu'après une anesthésie complète de la fosse nasale correspondante.

Il faut suivre bien exactement les différents temps que nous avons indiqués précédemment ; sinon, dès l'introduction du cathéter, le débutant pourra s'écarter, pénétrer dans le méat moyen au lieu de rester dans le méat inférieur, en particulier s'il ne prend pas la précaution de suivre bien exactement le plancher de la fosse nasale. Il est averti de cette fausse route par une douleur très vive, ressentie par le malade, et aussi par la position inclinée de bas en haut que prend la sonde dans la fosse nasale.

Au moment de la rotation, on doit ramener le cathéter suffisamment en avant pour franchir le bourrelet de la trompe (1 centimètre), sinon l'on restera dans la fossette de Rosenmuller. D'autres fois, au contraire, on ramènera le cathéter trop en avant et on dépassera l'orifice tubaire. On évitera ces deux derniers accidents en donnant une courbure suffisamment marquée au bec de la sonde d'Itard.

Il faut obtenir une immobilité complète de la part du malade et lui interdire tout mouvement de déglutition, sinon il déplace le bec de la sonde et la manœuvre est à recommencer.

Il est aussi un certain nombre de difficultés qui tiennent à la conformation de la fosse nasale : c'est, par exemple, une obstruction plus ou moins complète, soit par hypertrophie d'un cornet, soit par déformation de la cloison (éperon, déviation). Il convient, dans ce cas, de se servir de cathéters très minces et de leur donner une courbure très peu accentuée. Si le passage est infranchissable et si le malade se refuse à une opération préliminaire destinée à désobstruer la fosse nasale, il faut alors essayer le *cathétérisme* PAR LA NARINE OPPOSÉE. Ce cathétérisme se fait avec un cathéter très fortement coudé, dont l'extrémité courbe doit contourner le bord postérieur de la cloison et gagner l'orifice tubaire du côté opposé en le portant le plus en dehors possible.

Les végétations adénoïdes, certains défauts de conformation du pharynx rendent parfois le cathétérisme difficile et une opération préliminaire est souvent indispensable.

Les enfants le supportent très mal. L'insufflation par la manœuvre de Politzer est d'ailleurs toujours suffisante chez eux.

Le cathétérisme mal fait peut amener des *accidents* plus ou moins sérieux : si l'instrument est manié avec brutalité, il peut y avoir des épistaxis et même des phénomènes de syncope. Si l'insufflation est faite trop énergiquement, elle provoque parfois la **rupture du tympan**; mais le plus important des accidents occasionnés par l'insufflation de l'air, c'est l'**emphysème**.

L'emphysème résulte de la pénétration de l'air dans le tissu sous-muqueux et même sous-cutané. Le malade ressent une douleur vive, avec une brusque gêne de la déglutition et de la respiration. Si l'on examine à ce moment la gorge, on constate l'existence de bulles d'air sous la muqueuse du pharynx, du voile du palais et quelquefois dans les régions sous-jacentes : larynx, épiglotte, et même sous la peau de l'angle de la mâchoire, envahissant la face, la paupière et quelquefois le cou. L'emphysème est reconnaissable à sa crépitation toute caractéristique lorsqu'on le presse avec le doigt. On comprend toute la gravité éventuelle d'un pareil accident.

Puisque la pénétration ne peut se produire qu'à la faveur d'une éraillure de la muqueuse, on l'évitera, en se servant de sonde à bout tout à fait lisse et aussi en s'abstenant de toute manœuvre de force au moment de la rotation de la sonde et de la recherche de l'orifice tubaire. Il est recommandé aussi de faire les premières insufflations avec douceur, car alors, si l'emphysème se produit, il sera toujours très limité.

Si pareil accident vous arrive, si l'emphysème est léger, peu étendu, il va se dissiper en quelques heures, rassurez le malade et ne vous en préoccupez pas. Mais s'il est plus marqué, si la suffocation est menaçante, il faut pratiquer sans tarder des scarifications sur la muqueuse. Recommandez au malade l'immobilité absolue, défendez-lui de se moucher et faites-lui avaler des bouts de glace.

L'emphysème cutané a moins d'importance ; lorsqu'il se produit, il est salutaire ; n'essayez pas de le faire disparaître par la pression ou le massage, car alors on le refoule du côté de la muqueuse.

ACCIDENTS INFECTIEUX. — A part les cas de contagion de malade à malade, toujours évitables, comme nous l'avons vu, par l'antisepsie rigoureuse des sondes, il faut savoir que les infections auriculaires sont possibles par le cathétérisme. On peut en effet envoyer des mucosités septiques, recueillies par le bec de la sonde, dans le nez et le naso-pharynx, jusque dans l'oreille moyenne.

Méfiez-vous de faire le cathétérisme dans les périodes de coryza, ou chez un malade en poussée d'adénoïdite.

Prescrivez toujours une antisepsie préalable du nez, avec des pulvérisations d'huile antiseptique, introduction de pommades, etc.

BOUGIRAGE. — Le bougirage complète le cathétérisme. Ainsi que nous l'avons vu, la trompe est souvent obstruée; le bougirage a comme rôle de nous renseigner à la fois sur le degré plus ou moins grand d'obstruction de la trompe et du même coup de la dégager. Il est devenu un mode de diagnostic et de thérapeutique des plus employés aujourd'hui.

Pour faire le bougirage, on se sert de fines bougies de différentes grosseurs qui sont en gomme ou en celluloïd; leur extrémité doit être très souple et mousse pour ne pas léser les parois de la trompe d'Eustache. Elles doivent être exactement aseptisées, ce qu'on réalise commodément en les conservant dans des bocaux où l'on a introduit des pastilles de formol.

TECHNIQUE. — Le bougirage se pratique de la façon suivante :

La sonde d'Itard étant introduite dans la trompe d'Eustache, on enfonce la bougie dans le cathéter jusqu'à ce que l'on ait une sensation tout à fait spéciale qui indique qu'elle a franchi l'orifice de la sonde. On pénètre alors très légèrement dans la trompe de 3 à 4 centimètres. Si l'on rencontre de la résistance ou si la sonde pénètre difficilement, on devra prendre une bougie plus fine.

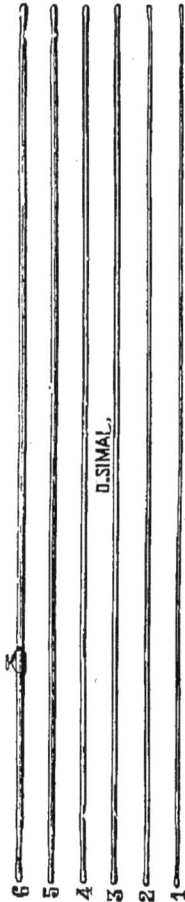

Fig. 41. — Bougies en gomme pour la dilatation de la trompe d'Eustache.

Au moment où la bougie pénètre dans la trompe d'Eustache et surtout au moment où elle a franchi l'isthme rétréci de la trompe, le malade ressent une douleur assez vive ; il se produit une sorte de bruit de crépitation que le médecin entend très bien par l'auscultation à l'otoscope. La bougie est enserrée dans un canal, ce qui indique qu'elle est en bonne position.

Résultat, effet du bougirage. — Le bougirage renseigne très bien sur la perméabilité de la trompe ; il est, de plus, un bon moyen thérapeutique, dilate mécanique-

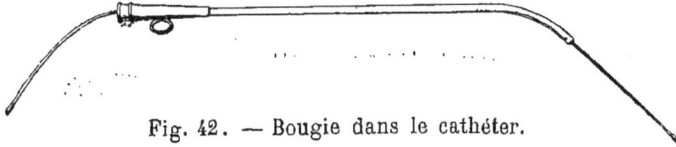

Fig. 42. — Bougie dans le cathéter.

ment la trompe et exerce une action modificatrice incontestable, comme nous le verrons plus loin, dans les cas de catarrhe tubaire, et sur la trompe et sur la caisse.

Ce qu'il faut éviter. — Le bougirage est toujours pénible pour le malade. Il faut donc rendre cette petite intervention *le moins douloureuse* possible : en cocaïnant le pourtour de l'orifice tubaire, en commençant l'introduction de bougies par un numéro très faible, en se servant de bougies très molles, en huilant bien exactement les trois ou quatre derniers centimètres de celles-ci.

Les *lésions des parois tubaires* sont dues souvent à l'usage de bougies défectueuses, érodées, cassées.

L'*emphysème*, possible en cas de fausse route, sera évité en ne faisant jamais d'insufflation aussitôt après l'introduction de la bougie.

La bougie *peut se casser dans la trompe* ; aussi convient-il de se rendre compte du bon état et de la solidité de la bougie avant de s'en servir. Cet accident n'a d'ailleurs aucune importance, le fragment cassé est toujours éliminé tout de suite ou dans les heures qui suivent.

Examen de l'oreille interne.

L'examen de l'oreille, pour être complet, doit comporter celui de la fonction de l'audition, la détermination du *degré de la surdité*, sa *cause* et dans quelle partie de l'oreille elle réside, c'est-à-dire son *siège*.

Il est une notion dont il faut bien se rappeler, c'est que les sons se transmettent à l'oreille interne, non seulement par la voie aérienne, mais aussi par la voie osseuse.

L'examen de la fonction auditive se fait à l'aide de différents moyens. On doit procéder, comme toujours, du simple au composé, partant des modes d'exploration les plus simples, comme la montre, la voix humaine, le diapason, pour arriver à ceux qui ont surtout pour but de comparer la perception osseuse à la perception aérienne, à ce qu'on appelle les *épreuves* de l'audition.

1º *EXAMEN A LA VOIX*. — L'examen à l'aide de la voix est certainement le plus important, puisque c'est lui qui indique comment fonctionne l'oreille pour ses usages les plus courants. C'est un mode d'exploration qui vise uniquement la transmission par la voie aérienne ; tous les autres, au contraire, que nous verrons ensuite, peuvent nous permettre d'étudier la perception par la voie osseuse.

Lorsque l'on examine une oreille, il faut obturer soigneusement celle du côté opposé, soit en y plaçant un bourrelet de coton, soit en faisant tenir la main du patient bien appliquée sur le pavillon, car il se pourrait que les sons soient perçus par l'oreille opposée, réfléchis, par exemple, par une cloison d'appartement.

On place le malade le plus loin possible, l'oreille à examiner est dirigée vers le médecin, et l'autre est bouchée hermétiquement avec la main. Le malade doit être placé latéralement et ne doit voir aucun des mouvements de la bouche du médecin, pour qu'il ne lise pas sur les lèvres.

La *voix haute* s'emploie en s'approchant de plus en plus du malade, jusqu'à ce qu'il perçoive distinctement les syllabes que l'on prononce devant son oreille.

Cet examen a beaucoup moins de valeur que celui à *voix basse*, car les vibrations de la voix haute sont souvent perçues à la fois par les deux oreilles. L'examen à voix basse est beaucoup plus précis : la voix chuchotée est perçue par une ouïe normale à environ 20 mètres. Il y a lieu de faire l'expérience avec des mots différents, car il y a des variations très grandes dans l'audition des voyelles, suivant que les sons émis sont plus ou moins aigus.

Politzer admet que si la voix basse est perçue à plus de 6 mètres, on peut exclure une lésion grave de l'ouïe. Chez beaucoup de sourds, la voix chuchotée n'est pas du tout entendue et on ne peut se servir que de la voix haute.

2º *EXAMEN A LA MONTRE*. — L'examen à la montre est à la portée de tous. La montre est placée à une assez grande distance de l'oreille et tenue perpendiculairement à celle-ci ; on la rapproche peu à peu jusqu'à ce que le tic tac soit perçu. On doit toujours opérer avec la même montre ; on conçoit néanmoins qu'il ne s'agit là que d'un mode d'exploration tout à fait approximatif.

3º *ACOUMÈTRES*. — L'usage des acoumètres a pour but de remédier à la variabilité du bruit fourni par la montre. Les acoumètres sont tous construits dans le but d'émettre un bruit toujours identique. L'acoumètre de Politzer, qui est le plus courant, est composé d'un petit marteau en acier (fig. 43) qui tombe

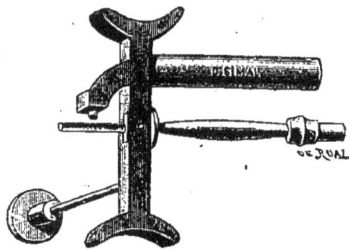

Fig. 43. — Acoumètre de Politzer

toujours de la même hauteur sur un petit cylindre d'acier. Le bruit ainsi produit est entendu par une oreille normale à 15 mètres et les différents acoumètres sont tous étalonnés pour émettre le même bruit. Quoi qu'il en soit, d'après l'aveu de Politzer lui-même, il est très difficile de construire un instrument vraiment uniforme pour mesurer l'acuité auditive, parce que notre organe auditif n'est pas accordé pour un son, mais pour une multitude de sons.

C'est dans le même but que l'on a construit le sifflet de Galton, qui peut émettre des sons de plus en plus aigus et dont on fait graduer à volonté l'acuité par dixièmes de millimètre.

4° *DIAPASON*. — Le diapason est plus précis que les précédents instruments. On utilise couramment, pour l'examen des oreilles, le diapason ordinaire (la_3), mais on doit avoir aussi à sa disposition un diapason (la_4) et un diapason très grave (la_1).

Un bon diapason doit avoir un son qui se prolonge longtemps et il doit être frappé avec un petit marteau garni de caoutchouc pour éviter les harmoniques (fig. 44).

Lucæ a fait construire un diapason qui porte un petit marteau frappant toujours sur lui de la même façon et avec la même force; le son émis est ainsi beaucoup plus uniforme.

Fig. 44. — Dia-
pason avec
curseur.

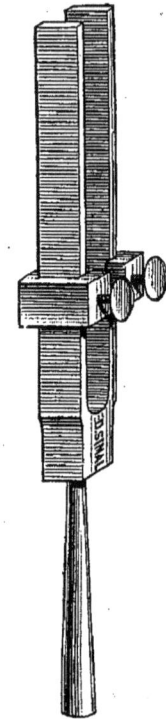

Le diapason doit toujours être placé à la même distance de l'oreille et les branches seront tenues dans la direction du conduit auditif.

Le grand avantage du diapason est de permettre de comparer l'audition par la voie aérienne à la voie osseuse, et les différentes manières d'utiliser le diapason constituent les *épreuves* qui portent le nom de ceux qui les ont décrites les premiers.

5° *ÉPREUVES*. — **Épreuve de Weber.** — Elle est basée sur ce fait que si l'on appuie le pied d'un diapason sur la ligne médiane du crâne (diapason vertex) chez un sujet

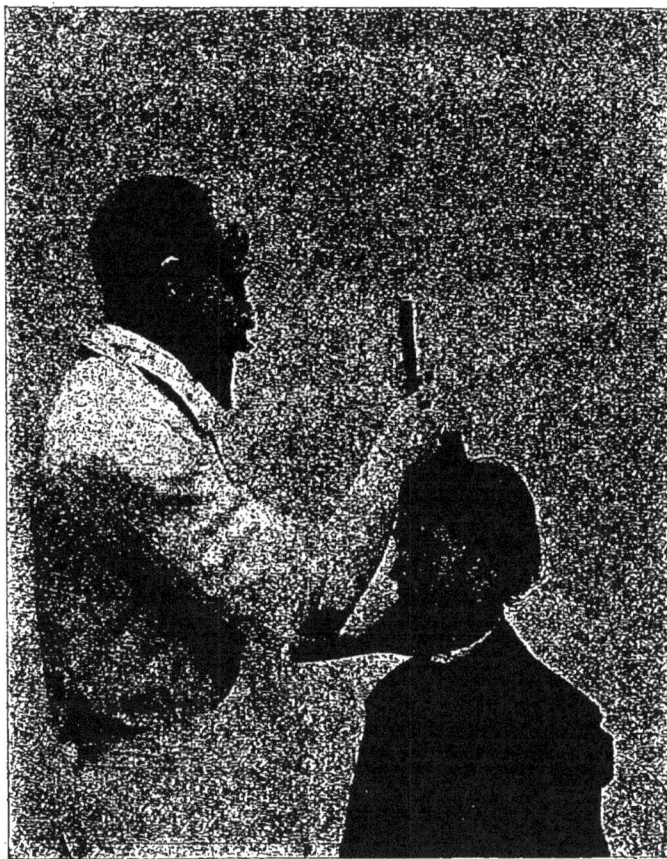

Fig. 45. — Epreuve de Weber (diapason vertex).

sain, le son est également perçu par les deux oreilles ; si l'on vient à boucher expérimentalement une oreille avec le doigt, le son se trouve par ce fait latéralisé de ce côté. Ce fait s'explique parce que les vibrations émanant de la source sonore rencontrent alors un obstacle pour s'échapper au dehors et sont retenues dans les cavités de l'oreille. Or,

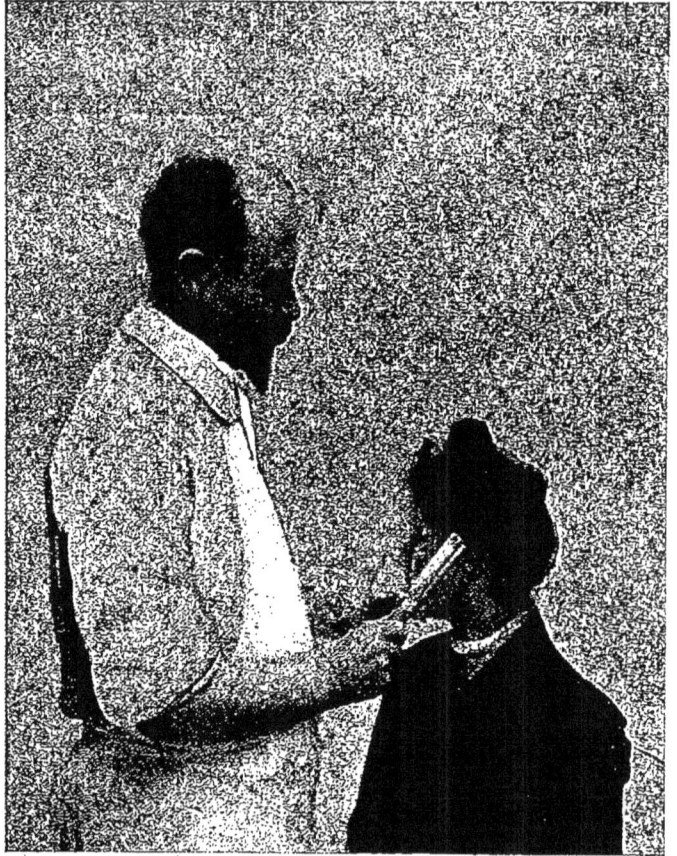

Fig. 46. -- Épreuve de Rinne. Premier temps : diapason devant méat auditif.

la même chose se produira lorsque l'appareil conducteur des sons (oreille externe, caisse) sera lésé d'une manière quelconque. Si, au contraire, c'est l'oreille interne qui est atteinte (appareil de perception des sons), le diapason sera entendu du côté sain.

On dit que le Weber est *latéralisé* à droite, par exemple

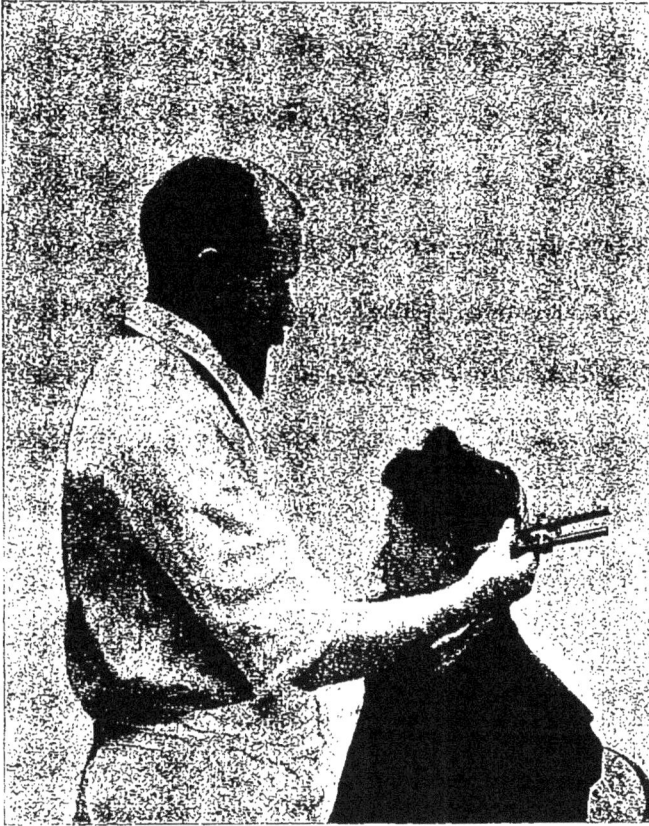

Fig.   — Épreuve de Rinne. Deuxième temps : diapason mastoïdien.

si le son est mieux entendu de ce côté, et réciproquement.

L'épreuve de Weber fournit une donnée très précieuse et est utile pour reconnaître surtout les affections de l'appareil de transmission (fig. 45).

Épreuve de Rinne. — A l'état normal, le diapason présenté devant le méat auditif est plus fortement perçu et plus longuement que lorsqu'on le fait vibrer sur l'apophyse mastoïde ; la conduction aérienne est plus longue que la conduction osseuse. Lorsque l'on place un diapason sur la mastoïde, il arrive un moment où celui-ci cesse d'être perçu ; si l'on place alors les branches de l'instrument devant l'oreille normale, le son sera encore entendu : la transmission du son par la voie aérienne l'emporte donc comme durée, chez un sujet normal, sur la transmission par voie osseuse. On dit que *le Rinne est positif* ou normal.

Mais s'il existe une lésion de l'appareil conducteur (oreille externe ou oreille moyenne), la transmission aérienne est diminuée, le diapason est moins longtemps perçu par la voie aérienne que par la voie osseuse, on dit que *le Rinne est* alors *négatif* (fig. 46 et 47).

Épreuve de Gellé ou des pressions centripètes. — Ce procédé très ingénieux a pour but de nous montrer la mobilité ou l'ankylose de l'étrier dans la fenêtre ovale.

Si l'on exerce dans l'oreille externe des pressions répétées, avec le spéculum de Siegle, par exemple, en même temps qu'un diapason vibre sur le vertex d'une manière régulière, ces pressions sont transmises d'abord à la membrane du tympan, puis aux osselets et en dernier lieu à la platine de l'étrier. Celle-ci, dans une oreille normale, pénètre plus profondément dans la fenêtre ovale et à chaque fois éteint le son perçu par l'oreille.

On peut affirmer l'ankylose de l'étrier lorsque, en exerçant une pression sur la membrane du tympan, le son garde sa continuité, parce qu'alors la platine de l'étrier ne rentre plus dans la fenêtre ovale.

Épreuve de Schwabach. — A l'état normal, le diapason vertex est entendu, par une oreille pendant un certain temps bien déterminé, toujours le même pour la même note.

Mais, s'il y a un mauvais fonctionnement de l'appareil de transmission, le diapason vertex est entendu plus longtemps qu'à l'état normal (il y a retard dans la sortie des ondes sonores) (*Schwabach prolongé*). S'il existe une lésion labyrinthique, il est perçu moins longtemps qu'à l'état normal (*Schwabach raccourci*).

Épreuve des deux diapasons aigus et graves de Hartmann. — L'expérience démontre que, dans les maladies de l'appareil de transmission, la perception des sons graves disparaît la première ; au contraire, si c'est la perception des sons aigus qui est abolie, la surdité est en général labyrinthique.

Le sifflet de Galton peut également servir pour reconnaître la perception des sons aigus.

Dans la pratique courante, la recherche de ces différentes épreuves suffit amplement pour établir le diagnostic d'une surdité. Prenons plusieurs exemples courants :

Supposons : 1º Un malade qui se présente à nous avec un bouchon de cérumen à droite, une *obstruction du conduit auditif* :

L'audition aérienne est diminuée ;

Le Weber est latéralisé à droite :

Le Rinne est négatif de ce côté ;

Le Schwabach est prolongé.

2º Un malade atteint d'*affection labyrinthique droite :*

Audition aérienne diminuée ou nulle ;

Le Weber n'est pas latéralisé de ce côté.

Le Rinne est positif ;

Le Schwabach est raccourci.

Dans la rédaction des observations, on écrit :

Rinne + ou Rinne —.

Weber latéralisé à droite, à gauche.

III. — THÉRAPEUTIQUE GÉNÉRALE

La thérapeutique générale de l'oreille comprend :

1° Le nettoyage de l'oreille à l'aide de lavages et de nettoyages à sec ;

2° Les bains d'oreille, les instillations ;

3° Les cautérisations ;

4° Les pansements ;

5° L'aération, le cathétérisme, les insufflations et le massage de l'oreille ;

6° L'anesthésie locale de l'oreille (cocaïnisation).

Nettoyage de l'oreille.

Pour nettoyer l'oreille, il existe deux façons de procéder, qui d'ailleurs se complètent l'une l'autre : c'est le lavage et le nettoyage à sec.

LAVAGES D'OREILLE. — Le lavage d'oreille peut viser uniquement le conduit ou bien la caisse.

1° **Lavage du conduit auditif externe.** — Pour faire un lavage d'oreille, il convient d'avoir à sa disposition : un appareil à injection, seringue ou autre, la solution à injecter et un bassin qui recueille le liquide à sa sortie de l'oreille.

Le lavage d'oreille est pratiqué généralement à l'aide d'une seringue ordinaire, en verre, métal ou ébonite, qui est l'instrument le plus facile à manier pour ce genre d'opération. Le bock peut être également employé, surtout si les lavages doivent être faits par le malade.

Le *liquide* est contenu dans un récipient quelconque.

Un bassin échancré réniforme, qui peut être appliqué, par sa concavité, immédiatement sous l'oreille, est destiné à recevoir le liquide après le lavage.

Que l'on emploie une seringue ou un bock pour le lavage, il faut que l'injecteur remplisse plusieurs condi-

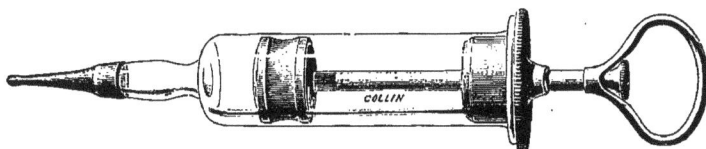

Fig. 48. — Seringue à oreille.

tions indispensables : qu'il soit stérilisé bien exactement, que la pression puisse en être réglée de façon effective, de manière que le jet ne soit pas trop fort.

Le jet doit être mince pour pénétrer partout, mais il nécessite alors un embout aminci qui peut blesser les parois de l'oreille, surtout lorsqu'il s'agit d'un sujet indocile ; l'embout qui réalise le mieux les différentes conditions semble être, à notre avis, un embout effilé, en verre (fig. 48), muni d'un

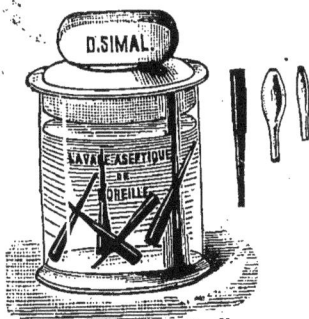

Fig. 49.—Bocal pour la conservation antiseptique des embouts.

cône en caoutchouc rouge. Ces embouts doivent être stérilisés après chaque malade, et conservés dans une solution de cyanure à 1/1000 (fig. 49).

LIQUIDES A INJECTER. — On ne se servira que de solutions bouillies ou d'eau stérilisée. Suivant les cas, on emploie des solutions dissolvantes ou antiseptiques, mais, comme on demande surtout au lavage un effet de dissolution et d'ablation, il faut s'adresser surtout à des mélanges dissolvants, par exemple, lavages alcalins, salés, etc. (carbonate de soude, sel marin à 5 p. 100).

Le liquide doit être tiède ; les injections froides ou trop chaudes sont en effet très douloureuses.

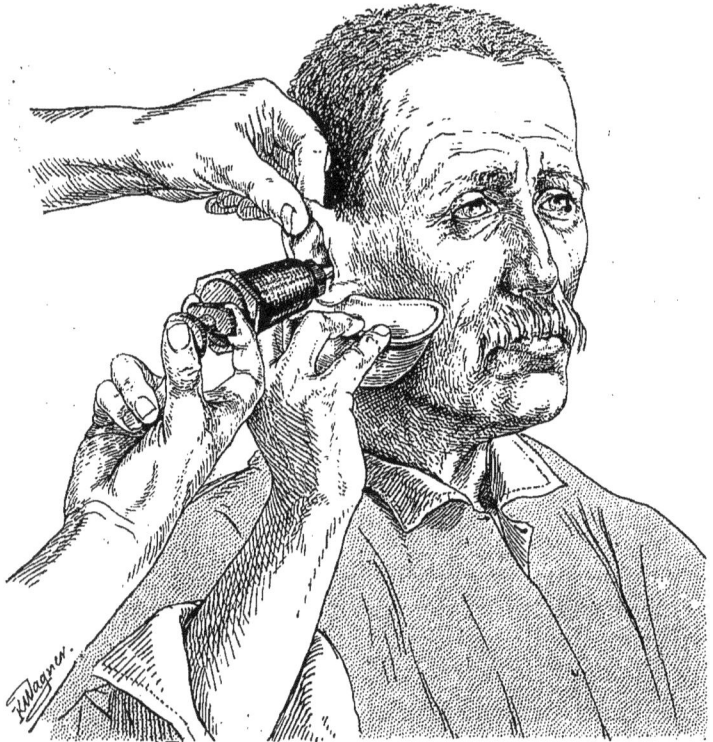

Fig. 50. — Lavage d'oreille. Position des mains et de la seringue.

TECHNIQUE. — Le malade est assis (fig. 50) ; une serviette est placée sur l'épaule correspondant à l'oreille ; sa tête est légèrement inclinée du côté de l'oreille opposée ; un bassin est maintenu, soit par le malade, soit par un aide supplémentaire, bien exactement accolé contre l'apophyse mastoïde, pour empêcher le liquide de couler dans le cou. Une serviette est appliquée sur l'épaule et assujettie autour du cou.

L'opérateur redresse le conduit de la main gauche, attire le pavillon en haut et en arrière et le maintient dans cette position pendant toute la durée de l'injection. De la main droite, il saisit la seringue ou l'embout du bock. Il introduit la canule dans le méat et dirige le jet vers la paroi postérieure ou vers la paroi supérieure. De cette façon, le liquide s'insinue entre celle-ci et les corps étrangers à expulser et, dans son mouvement de retour, les ramène vers le méat auditif.

L'eau est envoyée dans l'oreille *sous une pression modérée* et le lavage est continué jusqu'à ce qu'elle ressorte claire.

Aussitôt après avoir lavé, il convient de sécher bien exactement le conduit à l'aide d'ouate hydrophile, le séjour de l'eau pouvant amener des fermentations dans le conduit, de la surdité passagère.

2º **Lavage de la caisse.** — Le lavage de la caisse peut se faire soit par le conduit, soit par la trompe d'Eustache, ce dernier moyen étant d'ailleurs très peu usité.

1º **Lavage par le conduit.** — Deux conditions peuvent se présenter : ou bien il existe une large perforation de la membrane tympanique, ou bien, au contraire, celle-ci est petite.

S'il y a **une large perforation**, on peut à la rigueur se contenter d'un lavage à la seringue ordinaire, par le conduit. Il pénètre alors une grande quantité d'eau dans la caisse et toutes les régions se trouvent nettoyées par ce lavage.

Mais, lorsque la **perforation est petite**, il est une région difficilement accessible pour l'eau envoyée dans le conduit, c'est la région de l'attique.

Le **lavage de l'attique** se pratique avec une canule recourbée, et la plus employée est celle de Hartmann (fig. 53 et 54).

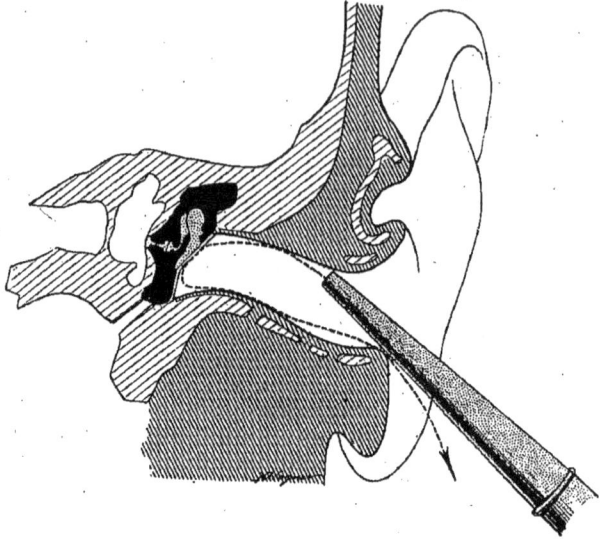

Fig. 51. — Bonne direction de la canule dans le lavage : elle est dirigée vers la paroi supérieure du conduit.

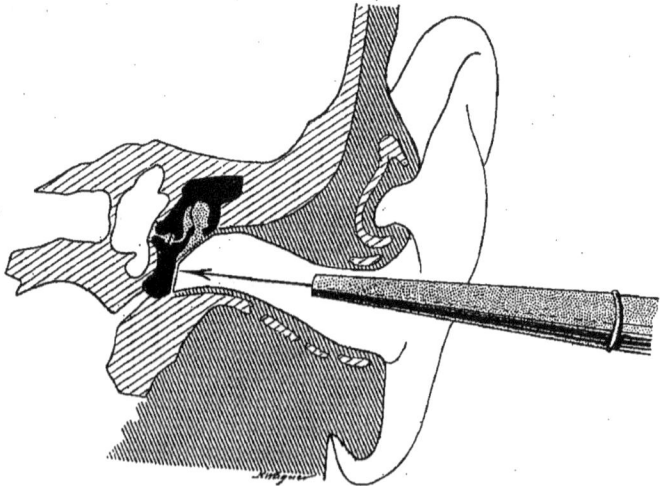

Fig. 52. — Mauvaise direction de la canule dans le lavage : elle est
perpendiculaire au tympan.

La canule de Hartmann est une sorte de petit tube creux de 2 millimètres d'épaisseur, recourbé sur une étendue de 1 millimètre seulement à l'extrémité qui doit être introduite dans l'oreille (fig. 53).

Cet instrument se manœuvre sous le contrôle de la vue. Après avoir placé dans l'oreille le spéculum otoscopique, reconnu l'endroit où se trouve la perforation, à travers celle-ci on introduit l'extrémité de la canule de Hartmann de façon que sa petite portion courbe soit dirigée vers la région de la caisse qu'il s'agit d'irriguer.

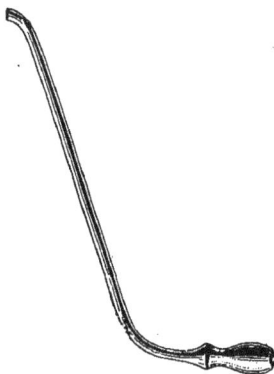

Fig. 53. — Canule de Hartmann.

Le liquide à injecter sera chaud et contenu dans une poire en caoutchouc (fig. 54). L'ensemble de la manœuvre peut se faire d'une seule main, laissant l'autre main libre pour tenir le spéculum (fig. 55).

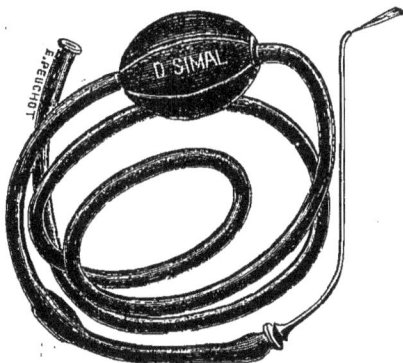

Le lavage avec la canule de Hartmann doit être exécuté avec une grande légèreté de main, car il est toujours douloureux et il détermine souvent des vertiges. Il est

Fig. 54. — Laveur avec canule de Hartmann pour la cavité de l'attique.

quelquefois nécessaire de le faire précéder de l'anesthésie locale.

Quoi qu'il en soit, cette méthode de lavage rend les

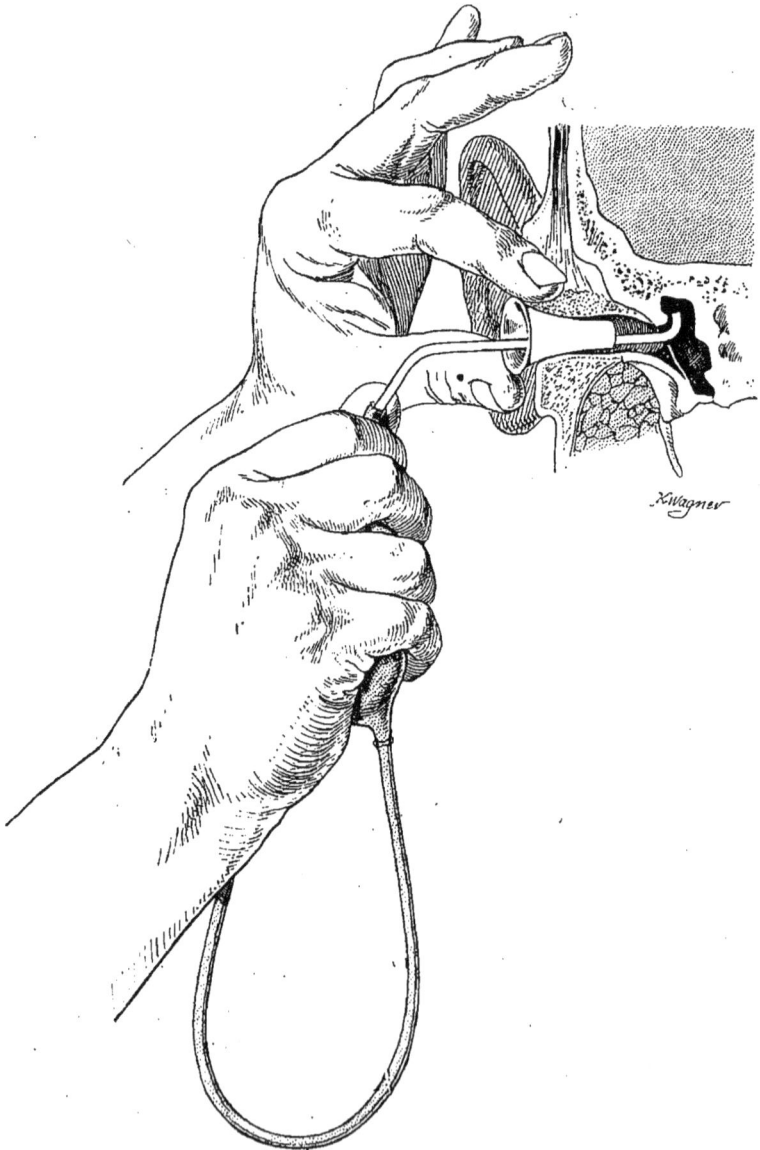

Fig. 55. — Technique pour le lavage de l'attique avec là canule de Hartmann.

plus grands services, en particulier au décours des pansements dans l'otorrhée chronique.

2° **Lavage par la trompe.** — Ce lavage a pour but de faire passer dans l'oreille moyenne une certaine quantité de liquide injecté par la trompe et qui sort ensuite par la perforation de la membrane du tympan. Il peut être réalisé soit avec la sonde d'Itard, qu'on introduit dans l'orifice pharyngien de la trompe, soit avec la poire de Politzer, qui envoie une douche d'air dans l'oreille par le cathéter, alors que celui-ci a été au préalable rempli d'un liquide antiseptique. Mais ces lavages par la trompe sont très peu employés, car ils sont particulièrement désagréables pour le malade et difficiles à exécuter pour le médecin.

Accidents du lavage. — *Ce qu'il ne faut pas faire.* — Il faut éviter d'envoyer le liquide à une très forte pression dans l'oreille, car tous les troubles auriculaires déterminés par une forte pression transmise à la platine de l'étrier provoquent immédiatement des vertiges.

Il peut se produire aussi, lorsqu'on ne prend pas les précautions nécessaires, des réflexes dus à l'excitation du rameau auriculaire du pneumogastrique, de la toux, des nausées, des vomissements et quelquefois même la syncope.

On évitera ces accidents en modérant la force du jet de liquide et en ne dirigeant point le jet perpendiculairement à la membrane du tympan, mais toujours le long d'une des parois, comme nous l'avons dit précédemment.

Le liquide à injecter ne doit être ni trop chaud, ni trop froid, et la température de l'eau a une grande importance sur la production des phénomènes réflexes dont nous venons de parler. On doit se servir d'un liquide ayant à peu près la température du corps, 37° à 38°.

Prendre soin de ne jamais laisser d'air dans la seringue

qui sert à faire l'injection, car la présence de bulles d'air dans le liquide est particulièrement désagréable pour le malade. N'oubliez pas également de sécher l'oreille, après chaque lavage.

Lorsque, malgré ces précautions, il se produit du vertige, on recommande au malade de fermer les yeux et de rester assis quelques minutes. Certains malades présentent une susceptibilité toute particulière et ont du vertige à la moindre injection. Il ne faut en user chez eux qu'avec la plus grande prudence.

Indications du lavage d'oreille. — Quand doit-on le recommander ? — On sait l'*abus* qui a été fait pendant très longtemps des *lavages d'oreille* qui étaient prescrits dans toutes les circonstances, aussi bien dans les otites aiguës — où ils ajoutaient un traumatisme à l'inflammation du tympan — que dans les vieilles otorrhées, où, n'étant pas faits systématiquement, sans séchage consécutif, ils amenaient des imbibitions de liquide dans la caisse, des fermentations avec pullulations microbiennes.

Les lavages d'oreille ne doivent pas être une panacée ; ils ne doivent servir que comme moyen de nettoyage, lorsqu'il y a du cérumen, du pus, un corps étranger à enlever de l'oreille ; tous les autres services qui leur sont demandés sont illusoires.

NETTOYAGES A SEC. — Le nettoyage à sec est généralement associé aux lavages, pour débarrasser le conduit et la caisse de leurs impuretés.

Pour nettoyer l'oreille à sec, on se sert de *porte-cotons* préparés en enroulant de la ouate stérilisée à l'extrémité de petits stylets.

Le bourdonnet de coton sera préparé de façon qu'il soit bien serré à sa base et lâche à son extrémité (fig. 56).

Il existe plusieurs moyens de les *stériliser* : on peut les tremper dans de l'alcool boriqué saturé, dont on utilise les propriétés ignifuges, mais alors le coton devient très peu absorbant. Le mieux est d'avoir une série de ces porte-cotons, tout préparés dans une boîte, que l'on passe à l'étuve ; on les a ainsi tout prêts à être employés.

Avec la *pince*, l'auriste enlève les concrétions plus épaisses, les débris de bouchons épidermiques et de cérumen.

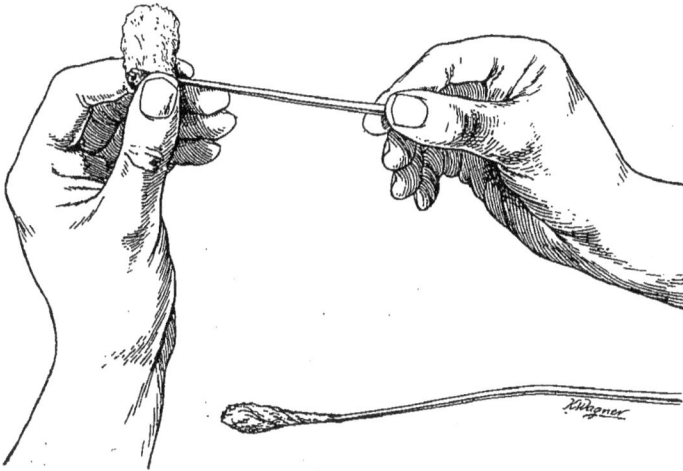

Fig. 56. — Façon de rouler un coton sur un stylet d'oreille.

Enfin, à l'aide de l'*insufflation* avec la poire à air, il peut, en la dirigeant dans le conduit, enlever de la poudre, par exemple, ou des lamelles desséchées qui n'adhèrent que très peu aux parois.

En recommençant ces insufflations à plusieurs reprises, le courant d'air ramène avec lui une grande partie des impuretés.

Bains d'oreille. — Instillations,

Il est nécessaire souvent, dans un but modificateur, dissolvant ou autre, de laisser des liquides en contact avec l'oreille pendant un temps déterminé. Si la quantité de liquide est abondante, le procédé prend le nom de bain d'oreille ; sinon, il s'agit d'*instillation*.

Bains d'oreille. — Le bain d'oreille est à juste titre

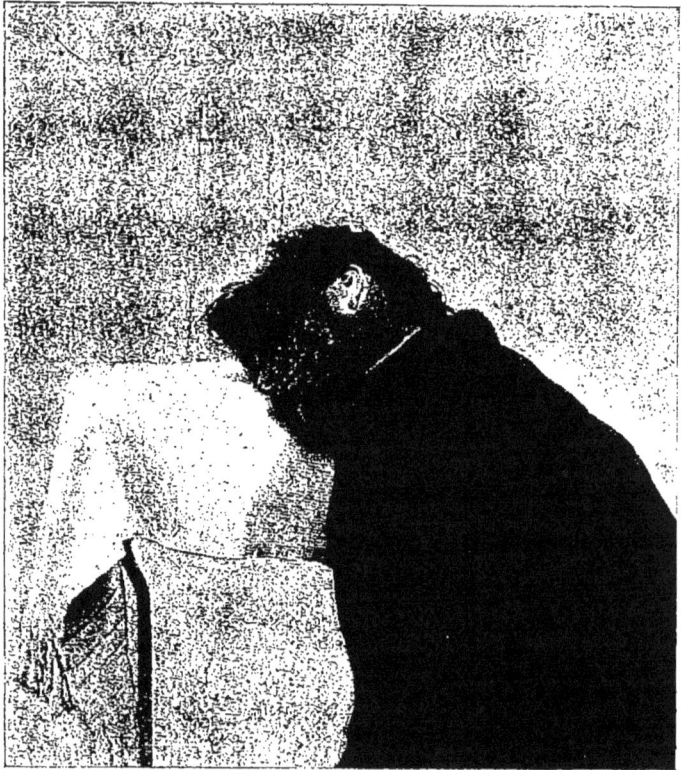

Fig. 57. — Attitude de malade prenant un bain d'oreille.

des plus employés en thérapeutique auriculaire. Le malade penche sa tête du côté opposé à l'oreille malade, l'appuie, par exemple, sur son bras ou sur un coussin, et l'on verse dans l'oreille, à l'aide d'une petite cuiller, la solution au préalable tiédie (fig. 57).

Les liquides employés sont ou bien *neutres* lorsque l'on recherche simplement un moyen de sédation ou de révulsion par la chaleur du liquide employé. Le bain peut être *dissolvant* si l'on emploie une solution alcaline, ou *antiseptique*, si l'on utilise l'eau oxygénée, des solutions phéniquées, etc.

Les bains d'eau oxygénée communément prescrits dans les otorrhées rendent les plus grands services.

Instillation dans la caisse. — Elle peut se faire :

a) Soit *par le conduit* lorsque le tympan est perforé, par exemple à l'aide de la canule de Hartmann adaptée à une *seringue de Pravaz* ;

b) Soit *par la trompe* lorsque la membrane est intacte. L'instillation par la trompe nécessite une technique un peu spéciale toujours assez difficile.

Le premier temps consiste à introduire un cathéter dans la trompe d'Eustache et à s'assurer, par une insufflation d'air, qu'il est bien en place et que la trompe est perméable (sinon, on pratique séance tenante le bougirage).

Le deuxième temps, qui comporte l'instillation proprement dite, se fait de deux façons différentes : ou bien on met un peu du liquide à instiller dans le pavillon de la sonde et on le chasse dans la trompe à l'aide d'une insufflation énergique, ou mieux on l'envoie directement dans l'oreille, à l'aide d'une fine sonde que l'on introduit dans le cathéter, puis dans la trompe au delà de l'isthme. Par ce dernier moyen, on évite plus facilement l'écoulement dans le pharynx du liquide à instiller.

Les liquides employés en instillation sont ou des modificateurs dissolvants (huile stérilisée, thiocinamine au 1/10), calmants et antiseptiques (glycérine, huile phéniquée à 1/40), ou caustiques (nitrate d'argent au 1/20, chlorure de zinc au 1/40). Mais on préfère généralement, aux instillations continues, la cautérisation directe.

Cautérisations.

La cautérisation est souvent employée pour détruire des fongosités, des polypes de la caisse et du conduit.

La cautérisation chimique se fait à l'aide du nitrate d'argent ou de l'acide chromique façonné sous forme de perle à l'extrémité d'un stylet (Voy. tome I, *Épistaxis*).

Pour éviter la diffusion du médicament, en particulier lorsque l'on emploie l'acide chromique, il convient de sécher bien exactement au préalable l'oreille, et, pour en limiter l'action souvent trop énergique, de faire prendre un bain d'eau oxygénée aussitôt l'application.

. Le chlorure de zinc en solution au 1/10 est employé imbibé à l'extrémité d'un porte-coton ; il constitue un caustique et un antiseptique des plus précieux, modifiant souvent de façon très heureuse les points d'ostéite et les surfaces fongueuses.

La cautérisation à l'aide du galvanocautère n'est guère employée dans l'oreille.

Pansements.

1° **Pansements secs.** — Ils ont pour but de sécher l'oreille dans l'otite moyenne suppurée, par exemple, l'otite externe, etc. Ils se font à l'aide de mèches de gaze aseptique ou antiseptique (gaze iodoformée, salolée) qui sont mises dans le conduit au contact du tympan ou jusqu'au fond de la caisse. Ces mèches doivent être faites en gaze très souple, absorbante.

Un bourdonnet de coton hydrophile est mis à l'entrée du conduit et renouvelé aussi souvent qu'il est nécessaire, mais les mèches doivent rester en place un ou deux jours.

Les **poudres** constituent également une variété de pansement sec facile à employer ; elles sont ou solubles (acide borique pulvérulent) ou insolubles (iodol, iodoforme).

Elles sont envoyées dans le fond de l'oreille à l'aide de lance-poudres.

L'alcool absolu présente les plus grandes propriétés desséchantes ; on le prescrit au malade sous forme de gouttes tous les deux jours dans le conduit auditif.

Les pansements secs donnent les meilleurs résultats dans le traitement de l'otorrhée et après les opérations que l'on pratique sur l'oreille. Ils doivent être faits avec toute

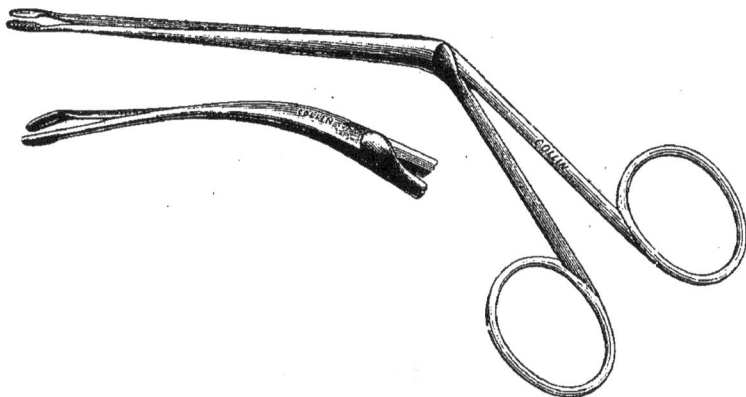

Fig. 58. — Pinces coudées pour pansement d'oreille.

l'antisepsie désirable, après nettoyage parfait et asséchement de la cavité de l'oreille moyenne. La gaze doit être modérément tassée, sinon le pansement est très douloureux, difficilement supporté et ne remplit plus son rôle de drainage et d'évacuation.

2° **Pansements humides**. — Le pansement humide est pratiqué à l'aide de gaze imbibée d'eau tiède ou de solution antiseptique. Il doit être largement appliqué sur l'oreille, la région péri-auriculaire (mastoïdite) ou employé sous forme de mèches intra-auriculaires (furonculose) sur lesquelles on instille des liquides calmants et antiseptiques (glycérine et liqueur de Van Swieten à parties égales) que l'on renouvelle plusieurs fois par jour.

Insufflation d'air. — Bougirage. — Insufflation de vapeurs médicamenteuses et d'air chaud.

Les insufflations d'air soit à l'aide du cathétérisme, soit directement à l'aide du Politzer, sont non seulement un précieux moyen d'examen de l'oreille moyenne, mais aussi un agent thérapeutique très appréciable.

Elles suppléent à l'aération physiologique de la caisse ; elles écartent les parois de la trompe, chassent les exsudats et diminuent l'hyperémie de l'oreille moyenne.

Cette action est souvent très heureusement complétée par le *bougirage* de la trompe, qui agit mécaniquement en dilatant la trompe lorsqu'elle est rétrécie et qui exerce en outre une action modificatrice sur le catarrhe et l'inflammation de la muqueuse tubaire et tympanique.

On peut également insuffler de l'*air chaud* dans l'oreille : il suffit alors de relier, par un dispositif un peu spécial, le cathéter à un récipient où l'air est chauffé à une température déterminée, 39°-40°. Les insufflations d'air chaud ont un effet résolutif dans les catarrhes de l'oreille moyenne.

Quant aux insufflations de *vapeurs médicamenteuses*, elles ont encore un effet bien problématique. On doit cependant faire une place à part pour les vapeurs sulfureuses faites dans les stations hydro-minérales avec une installation *ad hoc* et dont l'action résolutive est incontestable.

Massage de l'oreille.

Il existe deux modes de massage, c'est-à-dire de mobilisation des organes contenus dans l'oreille moyenne : l'un, *indirect*, fait par l'intermédiaire de l'air contenu dans le conduit ; l'autre, *direct*, qui agit directement sur la membrane à l'aide d'instruments.

Le massage indirect se fait à l'aide soit du spéculum de

Siegle, soit de masseurs divers qui tous agissent sur le tympan par l'intermédiaire de l'air du conduit (fig. 59).

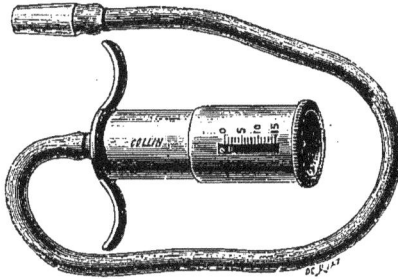

Fig. 59. — Masseur de Delstanche.

Le massage direct s'effectue à l'aide de différents masseurs [sondes de Lucæ (fig. 60), tympano-masseur de

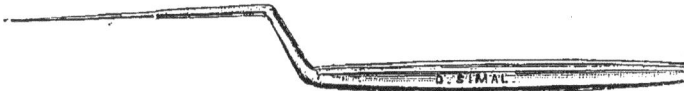

Fig. 60. — Sonde à ressort de Lucæ.

Bonnier qui s'appliquent directement sur le tympan]; ils sont tous très douloureux et peu employés.

Anesthésie locale de l'oreille.

1° **Anesthésie du conduit.** — Les applications locales sont inefficaces ; la cocaïne n'est pas absorbée par le revêtement interne du conduit. Les applications locales de chlorure d'éthyle sont très douloureuses et difficiles à appliquer.

Seules les injections de cocaïne ou de novocaïne faites sous l'épiderme du conduit donnent une anesthésie tout à fait suffisante, anesthésie qui se propage à la membrane du tympan et à la caisse.

2° **Anesthésie du tympan.** — L'insensibilisation du

tympan peut, au contraire, être obtenue de façon parfaite grâce au mélange suivant, indiqué par Bonain (de Brest) et qui a le don de pénétrer à travers le fin revêtement cutané du tympan :

Acide phénique neigeux..........
Chlorhydrate de cocaïne.. .... } āā 2 grammes.
Menthol.........................

Le mélange de ces trois corps solides donne un liquide sirupeux.

Pour appliquer ce mélange, il convient, au préalable, de sécher bien exactement le tympan en passant un peu d'alcool à la surface : le mélange « prend » ainsi beaucoup mieux.

On en verse une goutte dans le conduit, ou mieux on en imbibe une petite boulette d'ouate qu'on laisse pendant trois ou quatre minutes au contact du tympan. Dès que l'anesthésie est obtenue, le tympan prend une teinte blanchâtre ; il peut être alors incisé, réséqué sans que le malade ressente aucune douleur.

3° **Anesthésie de la caisse.** — Elle s'obtient à l'aide d'une solution de cocaïne au 1/5, 1/10, dont on verse quelques gouttes dans l'oreille. Le liquide de Bonain donne ici encore une très bonne anesthésie.

Méfiez-vous de la cocaïne dans l'oreille ; limitez-en la quantité et le temps d'absorption. L'oreille est très sensible à ce médicament, et l'on a observé souvent des intoxications cocaïniques graves dans les interventions sur l'oreille.

IV. — THÉRAPEUTIQUE SPÉCIALE

MALADIES DE L'OREILLE EXTERNE

Les maladies de l'oreille externe doivent être naturellement divisées en *maladies du pavillon* et en *maladies du
conduit auditif*. Certains vices de conformation portent
cependant sur l'une et l'autre de ces régions, en particulier les malformations de l'oreille externe.

Malformations de l'oreille externe.

Les malformations de l'oreille externe peuvent atteindre,
dre, en effet, soit isolément le pavillon, soit, et le plus
souvent, à la fois le pavillon et le conduit auditif externe.

Il s'agit de malformations parfois *accidentelles*, par
exemple brûlure, traumatisme, ou bien *congénitales*.

Du côté du pavillon, ce peut être l'absence totale de
cet organe (fig. 61), la disparition d'une partie du pavillon
(lobule), la disparition des saillies, anthélix, hélix. Il est
aussi certaines anomalies morphologiques de l'oreille qui
présentent des rapports avec des malformations craniennes
et qui ont intéressé beaucoup les aliénistes, mais sur
lesquelles nous ne pouvons pas insister ici (oreille de Féré,
de Gradenigo, etc.).

Un vice de conformation qu'il est fréquent de constater,
et sur lequel vous serez appelé parfois à donner votre avis,
c'est l'*écartement congénital* du pavillon (fig. 63), car on
peut le corriger par une petite opération plastique.

D'autres fois, au contraire, on a pu constater une anô-

malie par excès de nombre ; c'est la POLYOTIE, où l'on
constate des pavillons surnuméraires siégeant généralement en avant de l'oreille normale (fig. 62).

Quelquefois le pavillon manque, et alors le conduit est
également absent (1). Le conduit auditif peut, dans sa

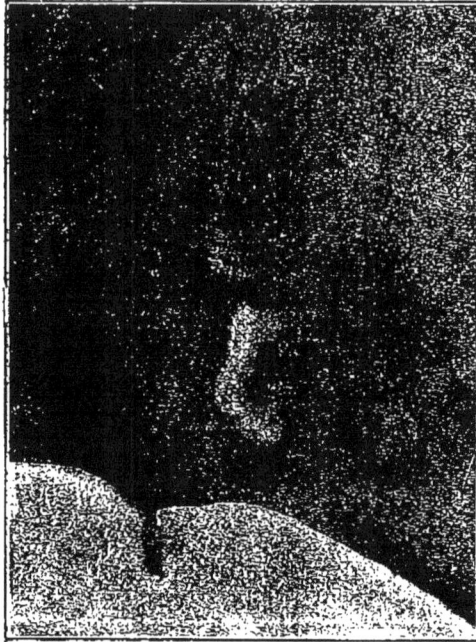

Fig. 61. — Malformation de l'oreille (Castex) (obstruction du pavillon
et absence du conduit).

portion cartilagineuse, être réduit à un petit trajet plus ou
moins sinueux, ou bien exister dans sa partie cartilagineuse et manquer dans sa partie osseuse.

(1) Cette anomalie est très rare, d'après Troelstch ; en examinant
bien, on arrive souvent à découvrir un débris de pavillon avec ébauche
de cartilage.

Traitement. — Ces différentes malformations peuvent être corrigées par des *interventions chirurgicales*. C'est ainsi que les oreilles surnuméraires pourront être enlevées comme de véritables tumeurs sous-cutanées.

On peut, lorsque le conduit de l'oreille manque, chercher à former un conduit cartilagineux de toute pièce, creuser dans l'apophyse mastoïde un véritable tunnel, qui constituera ensuite le conduit auditif osseux, ou bien simplement élargir celui qui existe déjà ; tout cela suivant les cas qu'il vous sera donné d'observer.

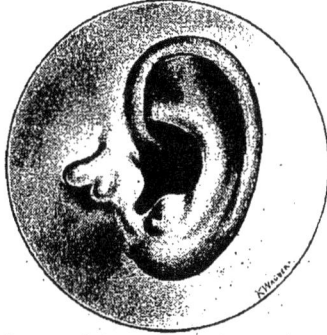

Fig. 62. — Cartilages auriculaires surnuméraires.

L'atrésie, lorsqu'elle est uniquement membraneuse, peut être corrigée facilement. Lorsqu'elle est osseuse et lorsque le conduit est obstrué sur une plus ou moins grande étendue par une production osseuse, on creuse un conduit à travers celle-ci tout comme précédemment.

Le difficile est de maintenir le calibre du canal ainsi creusé qui a toujours une tendance à l'atrésie.

Fig. 63. — Écartement congénital des deux pavillons.

Il est évident que ces différentes interventions ne devront être faites que si l'oreille interne a une bonne perception osseuse. Si la perception à la montre ou au diapason est nulle, il est inutile

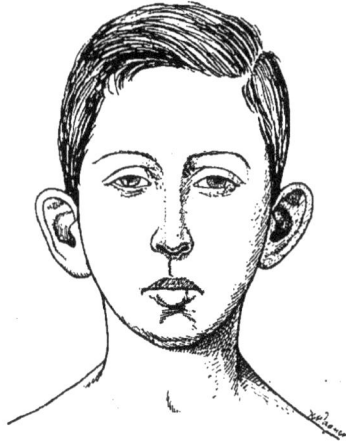

d'entreprendre ces interventions toujours difficiles (1).
L'*oreille en anse* peut être redressée simplement par

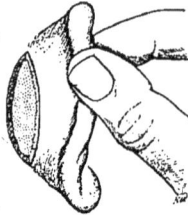

Fig. 64. — *Écartement anormal du pavillon*. Opération : Résection d'un lambeau cutané pris sur la région mastoïdienne et sur l'oreille.

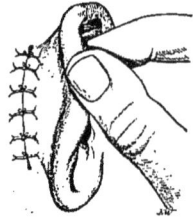

Fig. 65. — Suture l'opération terminée.

l'avivement, la dissection d'un lambeau et quelques points de suture entre la peau du pavillon et celle de la région mastoïdienne (fig. 64 et 65).

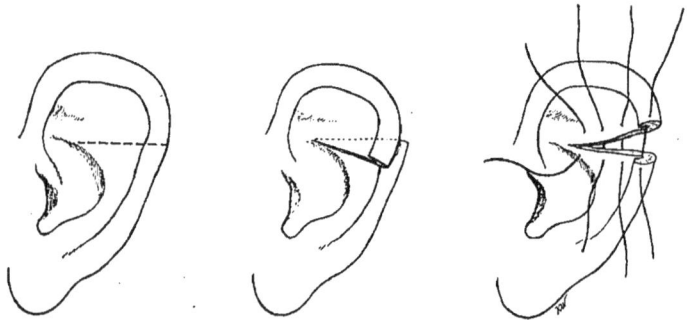

Fig. 66. — Les trois temps de la résection en coin d'un pavillon de grandeur anormale (procédé de Goldstein).

L'oreille trop grande peut être rapetissée par une opération plastique (Voy. fig. 66).

L'oreille au lobule bifide peut être corrigée par quelques points d'avivement.

(1) Il faut savoir aussi, lorsque l'on intervient, que les pavillons rudimentaires ne sont point toujours insérés au lieu et place du pavillon normal·

Traumatismes de l'oreille externe.

La situation du pavillon l'expose à de nombreux traumatismes; ce sont ou des contusions ou des plaies.

Les **contusions** sont d'importance variable ; ce sont, ou des ecchymoses, ou quelquefois des fractures, ou bien des plaies.

Les **plaies** de l'oreille ne présentent pas de caractère particulier, si ce n'est qu'elles saignent beaucoup.

Lorsqu'il y a section du cartilage, il est nécessaire parfois d'en faire la suture, mais il est à remarquer que les plaies du pavillon se réunissent par première intention avec une assez grande facilité.

OTHÉMATOME. — Parmi les traumatismes de l'oreille, il est une variété qui donne lieu à une tumeur de consistance et de nature spéciales, c'est l'*othématome* (fig. 67).

Fig. 67. — Othématome du pavillon.

Étiologie. — L'hématome du pavillon est constitué par un épanchement de sang qui, à la suite d'une contusion vive, se produit dans l'épaisseur même du pavillon, entre la peau et le cartilage. On l'observe à la suite et surtout comme conséquence des *traumatismes répétés*, en particu-

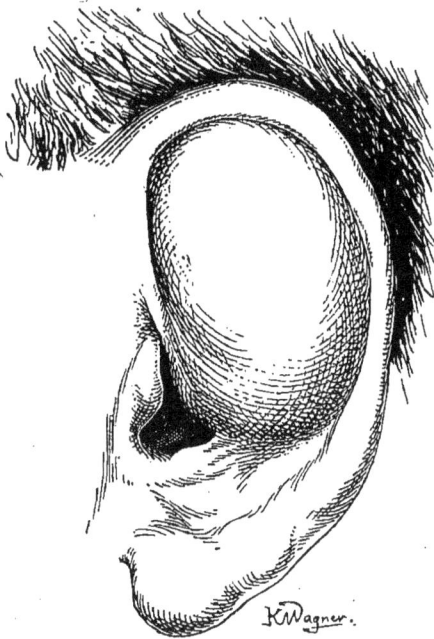

lier chez les lutteurs, les boxeurs, et par conséquent surtout chez les hommes. Telle est sa pathogénie habituelle,
quoiqu'on admette quelquefois qu'il puisse se produire de
façon *spontanée* par suite de troubles trophiques et circulatoires.

Symptomatologie. — L'othématome se présente sous
la forme d'une tumeur pâteuse, molle, de volume variable,
pouvant atteindre celui d'un œuf de poule, qui siège à la
face externe du pavillon et quelquefois empiète sur la face
interne.

La peau, à sa surface, est d'aspect rouge violacé, ecchy-
motique. Cette tumeur est peu douloureuse spontanément
et au toucher ; les malades n'accusent guère qu'une sensation de chaleur ou de tension à son niveau. Rarement, dès
que les premières heures sont passées, il y a douleur véritable.

L'othématome guérit spontanément dans la majorité des
cas. La guérison se fait très lentement, l'oreille peut reve-
nir à l'état normal, mais souvent, lorsqu'elle est volumineuse, la tumeur laisse des traces indélébiles, caractérisées
par de la déformation du pavillon qui se ratatine sur lui-
même, amenant le recroquevillement du cartilage, l'épaississement ou l'atrophie de l'ensemble de l'oreille.

Quelquefois, surtout lorsqu'il y a traumatisme violent,
l'othématome peut *suppurer* ; s'ouvrant alors au bout
d'un temps plus ou moins long, il se produit de la nécrose
du cartilage, des fistules et des déformations très marquées.
Aussi est-il indiqué d'établir rapidement un traitement
approprié.

Traitement. — Si la tumeur est peu volumineuse,
l'application de quelques compresses froides, résolutives,
ou d'un pansement ouaté sera tout à fait suffisante, mais,
lorsque l'hématome est plus volumineux, on devra vider
la poche au moyen de ponctions aspiratrices faites avec
une fine aiguille. Mais si la guérison ne semble pas devoir

être obtenue rapidement par ces différents moyens, il convient d'inciser largement la tumeur, de la vider de tout le sang ou du pus qu'elle contient, et même de cureter ses parois. On suture la plaie ainsi formée et on termine par un léger pansement compressif, de façon à obtenir une réunion immédiate.

PÉRICHONDRITE. — La périchondrite du pavillon peut être consécutive soit à un traumatisme, soit à une

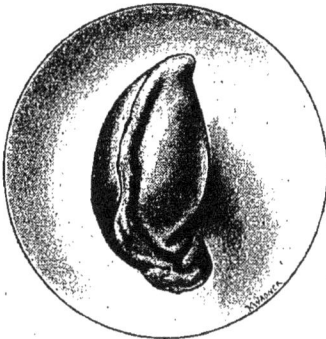

Fig. 68. — Périchondrite
du pavillon.

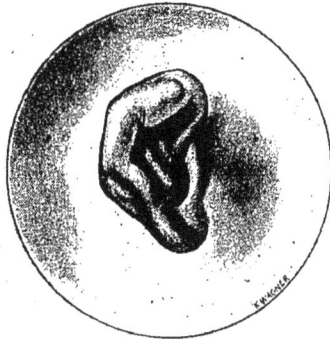

Fig. 69. — Déformation résultan
de cette périchondrite.

simple otite externe, soit aux opérations que l'on pratique actuellement pour la plastique dans les interventions sur l'oreille (fig. 68).

L'affection commence par de vives douleurs dans toute la région du pavillon, par l'apparition, à la face externe de celui-ci, d'une tumeur rouge, chaude et douloureuse.

Le pavillon peut être atteint dans toute son étendue, ou d'autres fois de façon partielle. La terminaison peut être soit la guérison spontanée, ou, d'autres fois, le cartilage peut se nécroser et s'éliminer; il en résulte des difformités consécutives, toujours très marquées (fig. 69).

Traitement. — Le traitement consiste dans l'application de compresses résolutives, de pansements humides, chauds; mais, s'il y a suppuration et tumeur collectée, incisez franchement, évacuez la poche, grattez les fongo-sités, établissez un drainage et enlevez les portions de cartilage nécrosé.

Eczéma de l'oreille.

L'eczéma de l'oreille frappe généralement à la fois le pavillon et le conduit auditif externe.

L'eczéma a pour cause les irritations de la peau, et en particulier l'inflammation occasionnée par le pus dans l'otorrhée. Il peut être dû à l'application de pansements irritants, au port de boucles d'oreille ou à l'extension de l'affection dans l'eczéma de la face, ou dans certaines maladies générales (diabète).

L'eczéma de l'oreille peut être sec ou humide.

L'**eczéma aigu du pavillon** débute sous la forme d'une rougeur diffuse de la peau sur laquelle on voit apparaître rapidement des petites vésicules, qui s'ouvrent bientôt, laissant échapper un liquide séreux, dont la concrétion amène la formation de croûtes. La peau est effritée, épaissie, et les croûtes, lorsqu'on les détache, laissent à leur place de petites excoriations saignantes.

Cet eczéma détermine une cuisson vive, des déman-geaisons qui amènent des lésions de grattage. Les gan-glions rétro-auriculaires sont souvent engorgés ; il peut y avoir un mouvement fébrile.

L'eczéma aigu peut guérir ou au contraire passer à la chronicité.

L'**eczéma chronique du pavillon** est caractérisé par la présence, à la surface de celui-ci, de croûtes blanches, sèches, qui s'enlèvent facilement, se reproduisent de même, s'accompagnent de fissures de la peau. Il détermine des gerçures, des œdèmes tenaces et de véritables hypertro-phies de toute la peau du pavillon. Dans quelques cas, l'eczéma donne naissance à une symptomatologie un peu spéciale. Ce qui frappe le plus, c'est l'écoulement d'un liquide séro-purulent assez abondant et l'obstruction très rapide du conduit, par suite de la tuméfaction de sa paroi. Dans les formes chroniques anciennes, la production de croûtes se mélangeant au cérumen donne naissance à des bouchons qui obturent l'oreille plus ou moins complètement (Voy. *Bouchon épidermique*).

Dans l'eczéma du conduit, il y a toujours des démangeaisons très vives, qui amènent le malade à se gratter, et ces lésions de grattage entretiennent l'inflammation de l'épiderme, empêchant toute guérison.

L'eczéma peut amener, au bout d'un temps plus ou moins long, le rétrécissement, l'atrésie du conduit auditif.

Traitement. — 1°. Traitement prophylactique. — La première chose à faire pour éviter la production de lésions eczémateuses, c'est de soigner les écoulements d'oreille qui sont souvent la cause de l'eczéma, d'isoler la peau du conduit, de faire enlever la boucle d'oreille, de supprimer tout pansement irritant dans les affections chroniques de l'oreille et aussi de soigner la diathèse qui est souvent la cause de productions eczémateuses (arthritisme, diabète, etc.).

2° **Traitement local.** — Il est différent, suivant que l'on s'adresse à la forme aiguë ou à la forme chronique.

Dans l'*eczéma aigu*, le traitement devra être avant tout CALMANT. Pour calmer les démangeaisons et irritations, il faut recourir à l'emploi de poudres dont le pouvoir antifermentescible et calmant est incontestable.

Voici une bonne formule :

Poudre de talc...................... 30 grammes.
Poudre d'oxyde de zinc............... 10 —

Ces poudres agissent en isolant les parties malades et en les mettant à l'abri du contact de l'air. C'est là une bonne condition pour faire cesser les démangeaisons.

GUISEZ, *2º édit.* III. — 7

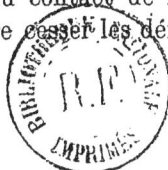

Lorsqu'il y a, à la surface des croûtes, des concrétions, il faut, avant l'application de la poudre, décaper les téguments. On ramollit les croûtes à l'aide d'un corps gras ou de cataplasmes de fécule ; ainsi imbibées, elles se gonflent et se détachent spontanément sans aucun suintement sanguin. La pommade à l'oxyde de zinc est tout à fait indiquée. On appliquera de façon permanente sur l'oreille, jusqu'à la chute des croûtes, la pommade suivante :

> Vaseline........................... 20 grammes.
> Oxyde de zinc..................... 2 —

Voici une bonne formule :

> Ichtyol............................. 0^{gr},30
> Oxyde de zinc...................... 1 gramme.
> Vaseline .... 30 grammes.

Lorsque l'inflammation est moins marquée et si l'affection ne guérit pas rapidement, on emploiera des *pommades résolutives* ; par exemple : pommade au calomel, à l'oxyde jaune au 1/20, à l'ichtyol au 1/20.

Si l'eczéma, malgré tout, devient chronique, ou si l'on est appelé à soigner le malade à cette phase, il convient, tout comme dans la forme aiguë :

1o De **décaper** les surfaces malades en enlevant les croûtes, les bouchons de desquamation épidermique dans le conduit ;

. 2o Puis de sécher bien exactement et d'**appliquer des pommades modificatrices**, à l'ichtyol au 1/20, ou même des pansements avec du nitrate d'argent au 1/20.

3o **Traitement général.** — C'est celui de l'eczéma. Il sera prescrit ainsi : suppression des excitants, modification de l'état général suivant le tempérament ou l'état actuel. Aux scrofuleux, on ordonne l'huile de foie de morue, les eaux sulfureuses (Luchon, Uriage, Cauterets), les préparation iodo-iodurées ; aux arthritiques, les alcalins : (Pougues, Vichy, Vals).

Ce qu'il ne faut pas faire. — 1º Éviter tout lavage qui entretient l'eczéma ; 2º le grattage avec la multiplicité des éponges-cure-oreilles inventées dans un but louable de nettoyage ; 3º faire un traitement local sans avoir institué un traitement général.

Otite externe.

L'otite externe ou l'inflammation de la peau qui recouvre le conduit auditif et le pavillon peut atteindre la totalité de la peau du pavillon et du conduit, déterminant ce que l'on appelle l'*otite externe diffuse.*

Ou bien, au contraire, l'inflammation peut se localiser dans les glandes sudoripares ou sébacées dont la paroi est abondamment pourvue et donner naissance à l'otite externe circonscrite ou *furoncle de l'oreille.*

OTITE EXTERNE CIRCONSCRITE. — Le *staphylocoque* est ici, comme pour toutes les furonculoses, l'agent effectif de la suppuration. Ce microbe, qui peut exister à l'état normal dans le conduit, est souvent apporté par les inoculations septiques, lésions de grattage, soit avec le doigt, les instruments, les cure-oreilles plus ou moins propres. L'état antérieur du conduit, les lésions eczémateuses notamment, favorisent l'invasion.

Les agents infectieux peuvent être apportés par le pus issu de l'oreille dans l'otite moyenne suppurée aiguë ou chronique.

L'*état général* du malade doit aussi entrer en ligne de compte. Ce n'est là parfois qu'une localisation spéciale d'une furonculose généralisée. Elle peut se rencontrer au décours de certaines dyscrasies, du diabète, dans la convalescence des maladies infectieuses.

Symptomatologie. — Signes fonctionnels. — La caractéristique du furoncle de l'oreille est d'être on ne peut plus douloureux.

La douleur spontanée est toujours très marquée; elle siège dans le conduit et s'irradie dans la face et vers le cou. Le moindre mouvement imprimé au pavillon provoque des douleurs très vives ; de même les mouvements de mastication, les mouvements de la tête et du cou sont également très pénibles.

SIGNES PHYSIQUES. — L'examen du conduit nous montre, tout à fait au début, une sorte de petite induration

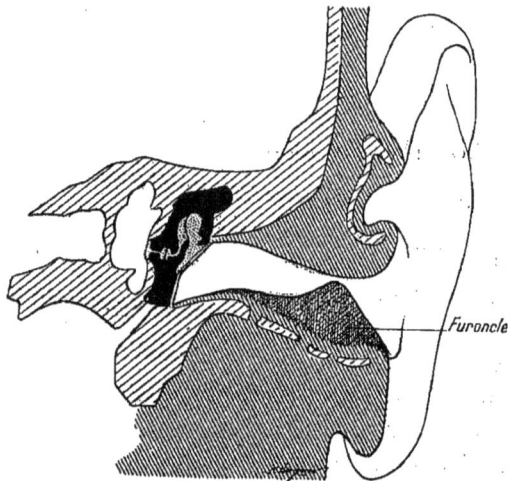

Fig. 70. — Furoncle du conduit.

rouge vif, qui fait saillie sur une des parois du conduit et autour de laquelle la peau du conduit est très rouge. Si on la touche avec un stylet, on détermine une sensation douloureuse des plus vives.

Les jours suivants, la petite tuméfaction s'acumine davantage, présente un point blanc à son extrémité et finalement laisse sortir une sorte de petit bourbillon avec quelques gouttelettes de pus. Il n'est point rare de constater dans le conduit un ou plusieurs furoncles évoluant presque simultanément ou successivement. Il en résulte alors de l'*œdème* et de l'obstruction presque complète du conduit auditif.

Lorsque l'œdème est très marqué, il gagne souvent une partie du pavillon, la région prétragale et le sillon rétro-maxillaire. Il y a de l'*adénite*, notamment en avant de l'oreille, et la pression est douloureuse à ce niveau.

L'évolution du furoncle de l'oreille, s'il est isolé, ne dure que quatre à cinq 'jours ; la suppuration et l'élimi-

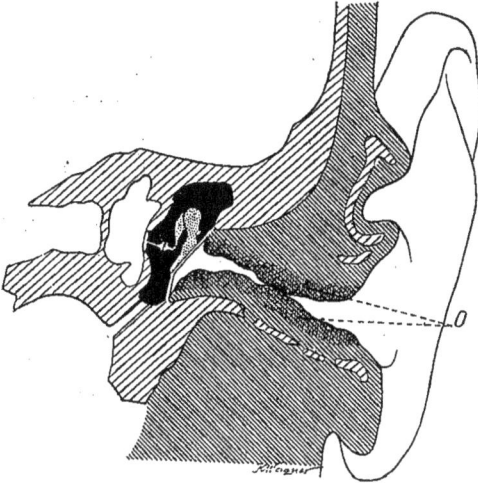

Fig. 71. — Otite externe diffuse.
O, inflammation de la peau du conduit.

nation du bourbillon amènent rapidement un soulagement à tous les phénomènes douloureux ; mais il est commun de voir se développer de nouveaux foyers à la suite du premier et l'affection traîner pendant plusieurs semaines. La contamination se fait par le pus du premier furoncle qui infecte les follicules pileux voisins.

L'inflammation peut gagner l'oreille moyenne et amener l'otite moyenne purulente aiguë. Quelquefois, elle s'étend au tissu sous-cutané, déterminant l'abcédation du conduit auditif,

Diagnostic. — Le diagnostic est évidemment facile lorsqu'il s'agit d'un furoncle dont on peut constater directement la présence dans le conduit avec ses caractères douloureux et sa forme acuminée toute spéciale.

Mais parfois le diagnostic est très difficile avec une *otite moyenne aiguë* et même avec la *mastoïdite aiguë*, en particulier lorsqu'il y a obstruction du conduit. C'est ainsi que des trépanations mastoïdiennes ont été faites alors qu'il s'agissait d'une simple furonculose.

Pour faire le diagnostic de furoncle dans les cas difficiles, il faut en étudier soigneusement les symptômes; il convient de donner une grande importance à l'effacement du pli rétro-auriculaire, à la douleur provoquée par la traction du pavillon et par la pression prétragale qui semble caractéristique. S'il existe du gonflement rétro-auriculaire dans la furonculose, celui-ci est superficiel; il n'y a pas de point douloureux mastoïdien, à la pointe ou à la base, comme dans l'otite aiguë et la mastoïdite.

En outre, lorsqu'il est possible, l'examen du conduit à l'aide d'un spéculum dilatateur montrera l'état de la membrane du tympan. L'audition, normale dans la furonculose, est altérée rapidement dans l'otite.

Le diagnostic est surtout difficile lorsqu'il y a gonflement du conduit qui empêche l'introduction du spéculum.

On ne prendra pas pour un furoncle la saillie plus ou moins acuminée que l'on voit sous la peau du conduit dans certains *abcès mastoïdiens* qui viennent s'ouvrir directement dans le conduit auditif externe.

Traitement. — 1° **Traitement local.** — Pendant toute la période du début, le traitement doit être *avant tout médical*. Il faut calmer l'inflammation à l'aide de pansements humides. Il convient de faire une ou deux fois par jour le pansement suivant :

Mettre dans le conduit une mèche de gaze souple absorbante sur laquelle on versera la solution suivante *en bain d'oreille* :

Liqueur de Van Swieten........ } āā 100 grammes.
Glycérine neutre................

après l'avoir fait au préalable tiédir dans une petite cuiller au-dessus d'une lampe à alcool.

Extérieurement, on appliquera de larges pansements humides, à l'aide de compresses trempées dans l'eau aussi chaude que le malade pourra la supporter, que l'on fera renouveler toutes les deux heures et que l'on maintiendra en place à l'aide d'un bandeau autour de la tête. Les applications locales de pommade à l'argyrol au 1/40 constituent un topique excellent, associées ou non aux autres pansements humides.

QUAND DOIT-ON INCISER LE FURONCLE? — Il faut inciser le furoncle pour retarder sa période d'évolution, abréger,

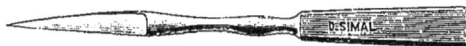

Fig. 72. — Furonculotome de Hartmann.

les phénomènes douloureux, faciliter l'élimination du bourbillon et empêcher aussi le décollement de la peau du conduit et la production d'abcès, d'adénite à distance. Mais il convient de ne pas faire cette opération trop tôt. L'incision précoce est très douloureuse et souvent bien inutile. A notre sens, on ne doit inciser le furoncle que lorsqu'il est nettement acuminé et lorsque l'on constate que sa pointe va, une fois ouverte, donner passage au bourbillon.

MANUEL OPÉRATOIRE. — L'incision peut se faire, soit avec le bistouri, soit avec le furonculotome de Hartmann (fig. 72).

CONVIENT-IL DE FAIRE L'ANESTHÉSIE PRÉALABLE? — Le mélange de Bonain en applications locales donne parfois une anesthésie suffisante. La piqûre du conduit avec la longue aiguille et la solution à 1 p. 100 de novococaïne donne une anesthésie tout à fait suffisante.

Chez les enfants, l'anesthésie au chlorure d'éthyle est souvent indispensable.

TECHNIQUE. — Après antisepsie de la région, tenant le bistouri comme une plume à écrire, incisez au point le plus acuminé, en piquant avec la pointe et en la ramenant vers l'intérieur du conduit. Une légère pression fait ensuite sortir le bourbillon ; mais n'insistez pas trop, car cette manœuvre est toujours très douloureuse.

Badigeonnez légèrement la cavité furonculeuse à l'aide de teinture d'iode et mettez une petite gaze très fine entre les lèvres de la plaie pour faciliter le drainage ; laissez à demeure une longue mèche imbibée de liqueur de Van Swieten qui est introduite dans toute la longueur du conduit ; un bourrelet d'ouate dans le pavillon complétera le pansement. Le malade portera ce pansement pendant vingt-quatre heures ; vous le changerez vous-même. Au bout de quarante-huit heures, lorsque l'inflammation a disparu, remplacer le pansement humide par un pansement sec et badigeonner le conduit à la solution iodée qui abrège notablement la période terminale et empêche la repullulation de nouveaux furoncles.

Les instillations antiseptiques d'alcool préviennent les récidives. On fera bien aussi d'examiner le conduit pendant sept à huit jours de temps à autre, et si l'on voit réapparaître un point rouge, on le touchera avec un peu de teinture d'iode ou une solution iodée d'acétone dont on connaît les propriétés abortives.

2° **Traitement général.** — Le traitement général sera toujours adjoint au traitement local. Il convient, dès le début, de donner au malade une purgation, de lui prescrire deux ou trois cuillers à café de levure fraîche de bière et de rechercher aussi s'il n'y a pas dans son état général une tare (diabète, albuminurie) qu'il convient de traiter sérieusement. On évitera peut-être ainsi les récidives.

3° **Traitement prophylactique.** — Dans un but *prophylactique* et pour éviter toute récidive après la guérison du furoncle, prescrire l'instillation de quelques gouttes d'alcool absolu dans le conduit. On recommandera également au malade de ne point s'introduire d'instrument dans les oreilles; on soignera certaines lésions de la peau du conduit, lesquelles participent à la greffe des germes septiques (eczéma, bouchon épidermique). De même on s'appliquera à tarir certaines suppurations de l'oreille moyenne.

Ce qu'il ne faut pas faire. — Le traitement du furoncle du conduit demande, de la part du médecin, une certaine habitude. Avant l'incision, proscrivez absolument les baumes, le laudanum, qui ne font qu'encrasser la peau. Pas de lavages ni d'injections douloureuses et inutiles. Il convient de ne pas faire d'incisions hâtives ; elles sont au moins inutiles, car, la plupart du temps, on les fait à côté du furoncle, celui-ci n'étant pas encore acuminé ; elles sont en outre extrêmement douloureuses.

L'incision une fois faite, ne pas presser sur le conduit, manœuvre inutile et pénible. Les injections, les lavages de l'oreille sont tout à fait inutiles et sont, de plus, très mal supportés.

OTITE EXTERNE DIFFUSE. — L'otite externe diffuse ressemble beaucoup à la précédente.

Étiologie. — Le mode d'infection, les agents infectieux sont tout à fait les mêmes ; seulement, au lieu de déterminer une collection localisée dans les glandes sudoripares ou sébacées, l'inflammation se diffuse à toute la peau du conduit.

Les mêmes causes la déterminent : toutes les causes d'irritation, les lésions de grattage, les injections de liquides irritants dans la caisse et le pus venu de l'oreille moyenne ;

les sujets à peau fine, les enfants lymphatiques y sont
enclins; de même les maladies générales, au moment de
leur convalescence. y prédisposent également.

Symptomatologie. — Les symptômes sont à peu près
les mêmes que dans la furonculose, mais ici on ne retrouve
plus cette saillie acuminée : il y a un gonflement diffus
dans tout le conduit, d'où son obstruction plus ou moins
complète. Le pavillon tuméfié est décollé du crâne. La
douleur est très vive; elle présente des irradiations vers
la face et vers le cou; elle s'accompagne toujours d'adénite
de voisinage. Par le conduit s'écoule un liquide séreux ou
séro-purulent.

Lorsque l'inflammation est en période de décroissance,
le conduit se débouche petit à petit et la peau se desquame
sous forme de larges lamelles épidermiques.

Plus rarement l'inflammation envahit les tissus sous-
jacents, la tuméfaction augmente et détermine du gonflement qui peut aller jusqu'au périoste. Une collection
purulente se forme; elle peut s'ouvrir soit dans le conduit,
— fait le plus fréquent, — soit en arrière dans la région
mastoïdienne, soit en avant de l'articulation de la mâchoire,
mais ce sont là des terminaisons tout à fait exceptionnelles.

On conçoit que ces formes graves puissent en imposer
pour des lésions profondes de l'oreille moyenne. Le gonflement à forme spéciale, le siège de la douleur font faire
le diagnostic.

L'otite externe évolue en général pendant deux ou trois
semaines et se termine par la résolution complète. Quelquefois, cependant, on peut observer le passage *à l'état
chronique* et il se produit une sorte de desquamation épidermique avec suintement et magma séro-purulent souvent
très fétide qui amène ultérieurement l'atrésie du conduit.

Traitement. — Le *traitement* consiste en applications
calmantes, locales, humides, analogues à celles du furoncle.
Dans les formes diffuses purulentes, il faudra débrider lar-

gement la peau du conduit au point le plus tuméfié. Dans les cas graves, il convient de joindre à ce débridement l'incision rétro-auriculaire.

Le traitement sera aussi prophylactique.

Corps étrangers de l'oreille.

Les corps étrangers les plus divers peuvent être introduits dans l'oreille.

Il peut s'agir de *corps vivants* : des animaux peuvent, en effet, s'introduire dans le conduit auditif, des mouches, perce-oreilles, moucherons, en particulier des larves d'insectes. Dans l'otite suppurée, des mouches, attirées par l'écoulement purulent, déposent leurs œufs à l'entrée du conduit; il en résulte bientôt des larves : dans un cas il nous a été donné d'en extraire successivement dix du conduit auditif de la caisse.

Parmi les *corps inertes*, il y a lieu d'en distinguer deux sortes dont la symptomatologie est tout à fait variable : ou bien il s'agit de corps *durs :* cailloux, perles, noyaux, pointes de crayon; d'autres, au contraire, sont *mous* (graines, ouate), et certains d'entre eux (en particulier les graines) ont comme caractère de *se gonfler* et d'augmenter de volume par imbibition.

C'est naturellement chez les *enfants* que l'on rencontre le plus souvent les corps étrangers de l'oreille : en jouant, ils introduisent dans leur conduit auditif ou dans celui de leurs camarades les menus objets qui leur sont familiers. Le corps étranger est enfoncé plus ou moins profondément dans le conduit; souvent il dépasse la portion rétrécie du conduit, allant se fixer au voisinage du tympan. La muqueuse se gonfle à son contact et le corps étranger se trouve définitivement enclavé.

Symptomatologie. — La symptomatologie est très variable.

Les symptômes peuvent être *nuls*, le conduit auditif pouvant les tolérer sans aucune espèce de réaction ; c'est ainsi qu'au cours de l'extraction d'un bouchon de cérumen il est commun de rencontrer des corps étrangers qui, petit à petit, se sont enrobés de cérumen, n'éveillant aucun symptôme pénible.

Mais, généralement, ils occasionnent plus ou moins rapidement toute une série de troubles.

C'est une sensation de *gêne* dans le conduit, de *bouchage*, de la *surdité* plus ou moins complète avec bourdonnements, tous symptômes qui sont surtout marqués avec les corps étrangers mous susceptibles de se gonfler.

Les *phénomènes réflexes* peuvent être graves; c'est ou bien des vertiges ou de la toux ou même des crises épileptiformes. Ces symptômes sont surtout très marqués dans les cas de corps étrangers animés.

Enfin, il est tout un groupe de *phénomènes inflammatoires* qui ne tardent pas à survenir dans le conduit, soit du fait de la présence des corps étrangers, soit à la suite des tentatives maladroites pour en pratiquer l'extraction. C'est du gonflement, de la rougeur du conduit avec otite externe dont l'œdème masque bientôt le corps étranger, de l'otite moyenne suppurée avec toutes ses conséquences : mastoïdite, complications cérébrales.

Diagnostic. — Le diagnostic nécessite toujours un examen otoscopique. Bien que les *commémoratifs* fournis par le malade aient une certaine importance, il faut tenir compte des fausses sensations qui, dans le conduit auditif comme ailleurs, font croire à la présence de corps étrangers (*corps étrangers imaginaires*).

1° L'enfant niera toujours avoir introduit un corps étranger ;

2° Vous êtes consulté pour de la surdité uni ou bilatérale, pour de l'otite externe (rougeur, gonflement), due aux phénomènes inflammatoires par réaction du corps étranger.

Il convient donc de pratiquer un examen systématique du conduit avec l'otoscope, la vue permettant de reconnaître le corps étranger à sa couleur. Le toucher à l'aide du stylet aide beaucoup à reconnaître la présence de celui-ci, en particulier quand les parois du conduit sont gonflées ou quand il est masqué par du cérumen : on arrive alors sur un corps dur au milieu de la substance molle cérumineuse. Cette exploration doit être faite avec la plus grande prudence et une grande légèreté de main. Il ne faut pas oublier que la plupart des complications graves à la suite des corps étrangers de l'oreille ont été consécutives aux tentatives maladroites pour en pratiquer l'extraction.

Traitement. — C'est à propos des corps étrangers de l'oreille qu'il convient de bien savoir non seulement ce qu'il faut faire, mais surtout ce qu'il ne faut pas faire. ·

1° **Lavage**. — Le moyen le plus simple et qui amènera l'extraction neuf fois sur dix est de pratiquer un simple *lavage du conduit* à l'aide d'eau bouillie et d'une seringue munie d'un embout en caoutchouc, le pavillon étant attiré en haut et en arrière (Voy. p. 72, *Lavage du conduit*). Le jet doit être dirigé vers l'espace resté libre entre le conduit et le corps étranger. Envoyé doucement d'abord, il doit avoir ensuite une certaine force. On recommencera l'opération plusieurs fois de suite jusqu'à ce que le corps étranger sorte.

Après le lavage, sécher le conduit avec du coton hydrophile.

Le lavage a le double avantage d'être un moyen mécanique excellent et aussi de dissoudre le cérumen qui enrobe et contribue à fixer le corps étranger de l'oreille.

On pourra, en cas d'échec et si rien ne presse, recommencer le lavage le lendemain, prescrire dans l'intervalle l'instillation de quelques gouttes d'alcool absolu, qui joint à des propriétés antiseptiques un grand pouvoir rétractile sur la peau du conduit.

Si l'on échoue, cela est dû à ce que le corps est enclavé dans le conduit. L'enclavement est amené par le gonflement du corps étranger organique, la tuméfaction des parois et souvent par l'irritation produite lors des tentatives antérieures d'extraction. On est alors autorisé à pratiquer l'extraction par le conduit à l'aide d'instruments.

2° **Extraction à l'aide d'instruments.** — Celle-ci sera toujours faite *sous le contrôle de la vue, à l'aide du spéculum* d'oreille et d'un bon éclairage.

L'*immobilité* doit être absolue ; aussi, chez l'enfant, est-il de règle de pratiquer cette opération sous le chloroforme.

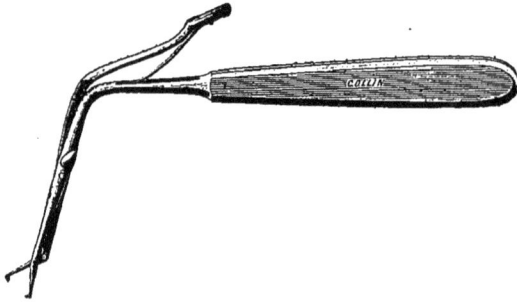

Fig. 73. — Pince du professeur Duplay.

INDICATIONS. — Lorsque l'extraction par les lavages répétés a échoué, lorsqu'il y a otite moyenne avec rétention derrière le corps étranger commandant d'agir au plus tôt et si le seringuage échoue, il faut rapidement procéder à l'extraction à l'aide d'instruments.

INSTRUMENTS. — Nombreux sont les instruments extracteurs employés par les différents auteurs ; ce sont des pinces, des crochets ou des leviers articulés.

Les pinces ordinaires ne peuvent s'ouvrir suffisamment, une fois introduites dans le conduit ; il faut employer des pinces à ouverture terminale (fig. 73 et 75).

Mais le meilleur instrument est un crochet ou levier

coudé et mousse ; une simple tige en fer doux que l'on
façonnera extemporanément suffira tout à fait. On rejettera
tous les crochets pointus ou piquants dont la manipulation
est dangereuse dans le conduit.

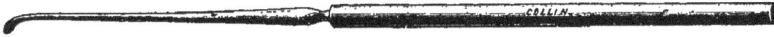

Fig. 74. — Levier courbe.

TECHNIQUE. — Introduire le crochet dans l'espace resté
libre entre le conduit et le corps étranger, le pousser au

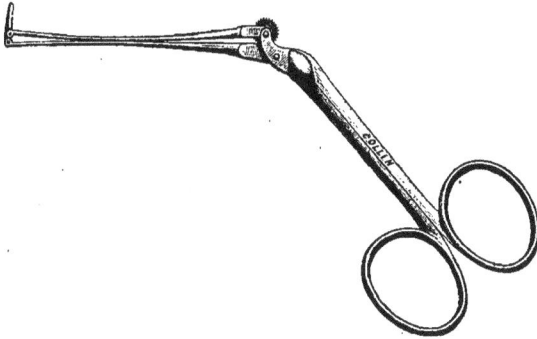

Fig. 75. — Pince de Mahu.

delà de celui-ci et lui faire exécuter un mouvement de rotation, de façon que la partie recourbée se place en arrière
du corps à extraire, attirer à soi le crochet qui ramène le
corps étranger (fig. 76).

3° **Extraction par voie rétro-auriculaire.** — Elle ne
doit être employée que lorsque les tentatives par les voies
naturelles auront échoué ou lorsqu'il y a des complications graves en imminence (mastoïdite, accidents cérébraux).

L'opération consiste à inciser les téguments dans le
sillon rétro-auriculaire, à décoller le conduit membraneux
et à le fendre perpendiculairement à son axe dans sa par-

tie la plus profonde. On a ainsi sous les yeux le conduit osseux large, court, comme sur un squelette. Il est généralement très facile d'enlever le corps étranger avec une pince ou une irrigation.

S'il est enclavé dans la caisse, il est parfois nécessaire

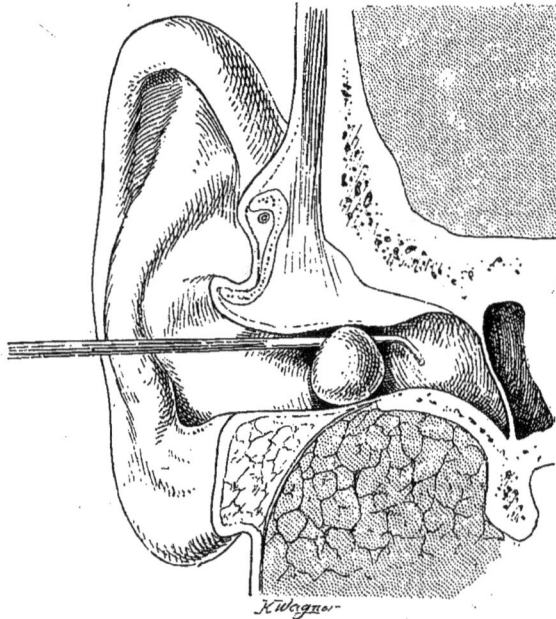

Fig. 76. — Extraction de corps étranger avec le crochet.
(Le crochet est rarement employé, et seulement quand l'irrigation a échoué).

de réséquer le mur de la logette des osselets pour réussir l'extraction.

Ce qu'il ne faut pas faire. — Les complications dues aux corps étrangers de l'oreille sont amenées presque toujours par les tentatives maladroites d'extraction.

Il convient donc, pour la thérapeutique, de se soumettre aux règles de technique sur lesquelles nous avons insisté.

Avant de pratiquer toute manœuvre d'extraction, assurez-vous avec le spéculum que le corps étranger existe bien effectivement dans l'oreille ; sinon, vous vous acharnerez à rechercher des corps étrangers qui n'existent pas, ou à les rechercher du côté sain.

Ne jamais essayer l'extraction des corps étrangers d'emblée avec des instruments : cette pratique est au moins inutile, puisqu'un simple lavage suffit la plupart du temps. Elle est, en outre, dangereuse en des mains inexpérimentées.

Voici, en effet, comment les choses se passent la plupart du temps : Un enfant s'est introduit une perle, un caillou, un noyau dans l'oreille; le médecin, aussitôt appelé, se munit d'une pince, fait de vains efforts pour l'extraire. La manœuvrant à l'aveugle, il dérape sur la surface lisse et ne réussit qu'à l'enfoncer davantage, l'amenant dans la profondeur du conduit d'où il sortira plus difficilement à cause de l'étroitesse de l'isthme. S'il s'acharne dans ses recherches, il peut léser le tympan et l'enfoncer jusque dans la caisse, amenant de l'otite moyenne avec toutes ses conséquences: « Ainsi, chaque année, nombre d'enfants sont médicalement tués, de par le monde, dont l'histoire reste naturellement ignorée et, chose plus incroyable encore, certains d'entre eux *n'ont pas de corps étrangers de l'oreille !* » (Schwartze).

Bouchon de cérumen.

Les glandes sudoripares du conduit auditif sécrètent à l'état normal un produit, appelé *cérumen,* qui tapisse les parois de ce conduit, le protège contre l'introduction de corps étrangers et s'écoule en partie au dehors.

Quelquefois, cependant, le cérumen peut être sécrété en trop grande abondance et son accumulation amène une obstruction progressive du conduit auditif constituant le *bouchon de cérumen.*

Étiologie. — C'est une affection qui se rencontre le plus souvent chez l'adulte.

La malpropreté, souvent mise en cause par les malades, ne doit guère entrer en ligne de compte dans l'étiologie.

En effet, des conformations anatomiques diverses, telles que la présence de nombreux poils à l'entrée du conduit, ou bien le rétrécissement du conduit auditif à sa partie moyenne, peuvent empêcher le nettoyage à l'aide de cure-oreilles, tampon d'ouate, d'aller jusqu'au point où s'accumule le cérumen.

L'introduction dans l'oreille externe d'un corps étranger peut être le point de départ du bouchon. De même, toutes les inflammations de la peau du conduit, toutes les causes d'irritation amènent une exagération dans la production de ce cérumen.

Symptomatologie. — L'histoire d'un malade atteint d'un bouchon de cérumen est toujours à peu près la même : il se plaint en général d'une sorte de gêne dans l'oreille ; d'autres fois, il est vrai, il ne ressent absolument rien.

Il se présente à vous avec une surdité plus ou moins complète, et, si vous l'interrogez pour lui demander comment s'est produite cette surdité, il vous dit la plupart du temps que celle-ci a été *subite*. C'est souvent après un nettoyage d'oreilles, après un bain, à l'occasion d'un mouvement, du fait de se lever, que la surdité s'est établie complète.

On est en droit de s'étonner de voir une affection à formation aussi longue déterminer une surdité aussi brusque, mais cela s'explique très facilement. Tant que, dans le conduit, il persiste un petit pertuis, si réduit soit-il, au milieu du cérumen, l'audition reste quasi normale ; mais que, à l'occasion d'un mouvement ou de l'introduction de l'eau dans l'oreille, cet espace vienne brusquement à disparaître, la transmission du son est supprimée et la surdité apparaît. Inversement, si le bouchon se sèche, il

peut redevenir perméable et le malade entend de nouveau.

Ces alternatives de surdité et d'audition, jointes à la
brusquerie du début, doivent faire toujours songer au
bouchon de cérumen.

La surdité s'accompagne souvent de bourdonnements ;
le malade se plaint aussi d'un symptôme pénible : c'est
la résonance de sa voix.

On a signalé également des vertiges, des réflexes, de
la toux opiniâtre, des névralgies, etc.

Si l'on examine le malade simplement en tirant le
pavillon en haut et en arrière ou à l'aide du spéculum,
on constate dans le fond une masse brune ou jaune qui
obstrue plus ou moins la lumière du conduit : c'est le
bouchon de cérumen.

L'examen sera complété par le toucher à l'aide du stylet,
qui nous renseigne sur la consistance et l'adhérence du
bouchon de cérumen.

Traitement. — Un bouchon de cérumen doit être
considéré comme un corps étranger de l'oreille, et son
extraction se rapproche beaucoup de celle que nous avons
indiquée dans un chapitre précédent.

C'est également le lavage qui en débarrassera le malade,
mais il convient, pour qu'il soit efficace, qu'il n'adhère
pas aux parois et que sa consistance ne soit pas trop
dure.

Si le bouchon est dur, il est indispensable, avant de
l'extraire, de le *ramollir au préalable* ; dans ce but, on
prescrit, soit des bains d'eau oxygénée qui désagrègent
très bien le bouchon, soit l'instillation dans l'oreille de
quelques gouttes d'une solution glycéri-alcaline.

Voici une bonne formule :

Carbonate de soude............ 1 gramme.
Glycérine .... ⎱ ā̄ 20 grammes.
Eau.......................... ⎰

. Vous faites répéter ces instillations pendant deux ou trois jours de suite, jusqu'à ramollissement complet du bouchon.

Extraction proprement dite. — Pour extraire un bouchon de cérumen, le seul instrument dont on soit autorisé à se servir est la seringue chargée d'eau alcaline dissolvante.

L'injection doit être faite suivant les règles que nous avons indiquées à propos des corps étrangers de l'oreille ; le jet doit être dirigé tangentiellement à l'une des parois du conduit, pour que l'eau s'insinue entre le bouchon et le conduit et ramène le cérumen vers le méat auditif. Il est généralement expulsé d'un seul bloc, ou en deux ou trois parties successives.

Le lavage une fois fait, sécher le conduit et laisser un tampon d'ouate à l'entrée du méat.

L'extraction une fois faite, on prescrira, à la suite, un traitement émollient, qui a pour but de calmer l'irritation du conduit qui l'accompagne toujours (huile mentholée à 1 p. 100 ; glycérine et liqueur de Van Swieten à parties égales).

Une question vous sera souvent posée : Comment faire *pour éviter à l'avenir une nouvelle accumulation de cérumen* ?

Comme il s'agit d'une sécrétion naturelle, il est bien difficile d'en empêcher la reproduction. Tout ce que l'on peut dire au malade, c'est la façon de se nettoyer les oreilles à l'aide d'un peu d'ouate roulée à l'extrémité d'une tige en bois qu'il imbibe au préalable d'alcool ou d'un peu de glycérine, corps qui, jusqu'à un certain point, limitent la sécrétion cérumineuse. Si le cérumen se reproduit rapidement, on pourra lui conseiller de se faire de temps à autre des lavages à l'aide d'une solution alcaline et d'un bock.

Ce qu'il ne faut pas faire. — C'est d'enlever à

l'aide d'instruments (pinces, stylet) le bouchon de cérumen trop dur, avant de l'avoir au préalable ramolli.

Les instruments, en des mains peu expérimentées, sont en effet dangereux ici comme dans les corps étrangers de l'oreille, à cause des éraillures et même des blessures des parois du conduit, de la membrane du tympan qu'ils peuvent déterminer. Il faut prendre garde aussi de ne pas faire l'injection perpendiculairement au bouchon de cérumen : on pourrait l'enfoncer brusquement en masse, et déterminer des vertiges violents.

Enfin, on ne fixera jamais de pronostic au point de vue de l'*audition du malade* sans avoir fait au préalable l'épreuve classique du Rinne et du Weber ; sans cela, on s'exposerait à promettre au malade une guérison après l'ablation du bouchon de cérumen, alors qu'en réalité il s'agit d'une surdité dépendant de l'oreille moyenne ou de l'oreille interne.

Il faut être aussi prévenu de ce fait que l'audition ne revient pas toujours complètement après l'extraction du bouchon, en particulier dans les cas anciens. Il reste souvent, après l'extraction, des bruits subjectifs, de la gêne dans l'oreille, qui résultent soit de la congestion, soit de l'enfoncement du tympan.

Bouchon épidermique.

Une autre variété de concrétion naturelle peut obturer complètement le conduit, c'est le bouchon épidermique.

Il est constitué par des lamelles de desquamation de la peau, qui, dans l'otite externe par exemple, dans l'eczéma du conduit, ne tardent pas à remplir et à obstruer tout son intérieur. Formé par une masse blanche, à structure lamelleuse, ressemblant beaucoup, comme constitution, au *cholestéatome*, le bouchon épidermique s'en distingue en ce que les lamelles du cholestéatome prennent toujours naissance dans la caisse et n'envahissent le conduit que secondairement à travers une large perforation de la membrane du tympan.

Les bouchons épidermiques sont très adhérents aux parois du conduit, les refoulent à la longue, envahissent dans certains cas les régions voisines, et il est commun d'enlever un bouchon épidermique du volume d'une grosse noisette contenu dans un conduit anormalement dilaté ; on constate toujours sur la peau avoisinante des lésions de dermatite desquamative.

La constitution du bouchon épidermique est, comme on voit, toute différente de celle du bouchon de cérumen. Le traitement en est également distinct.

Traitement. — Les bouchons épidermiques sont toujours difficiles à enlever à cause de leur adhérence aux parois du conduit.

Ils s'en décollent beaucoup plus difficilement que le vulgaire bouchon de cérumen. Comme il s'agit de productions épidermiques, il faut s'adresser à des corps qui dissolvent l'épiderme, par exemple à une mixture salicylée :

Huile de vaseline stérilisée.......... 30 grammes.
Acide salicylique............... ... 0ᵍʳ,40

ou bien simplement instiller quelques gouttes d'*alcool absolu* dans le conduit.

L'extraction du bouchon peut se faire également par des irrigations ; mais, le plus souvent, on est obligé d'enlever à la pince et sous le contrôle de la vue successivement les lamelles imbriquées qui le constituent.

Les bouchons épidermiques récidivent avec une très grande facilité. On essaiera de modifier la peau du conduit par des instillations soit d'alcool absolu, soit d'alcool boriqué saturé, soit de sublimé au millième.

Tumeurs du conduit auditif.

Différentes tumeurs peuvent envahir le conduit auditif ; ce peuvent être des *condylomes*, des *néoplasmes*, mais surtout des *exostoses*.

Les *condylomes syphilitiques*, tumeurs de la période tertiaire de la syphilis, s'observent parfois dans le conduit. Des *polypes* peuvent y être constatés également à la suite d'une ostéite limitée du canal osseux, ou bien d'une suppuration voisine (cellules mastoïdiennes) qui vient s'ouvrir dans le conduit.

Les *tumeurs malignes* (cancer, épithélioma) ne présentent ici rien de particulier.

Plus intéressante pour nous est l'étude des exostoses.

EXOSTOSES DU CONDUIT. — L'exostose constitue une sorte de petite tumeur osseuse, qui obstrue la lumière du conduit auditif externe.

Étiólogie. — La cause en est très mal déterminée.

Dans certains cas, on a pu incriminer la syphilis, mais cette étiologie fait souvent défaut.

On regarde les exostoses comme dues parfois à des troubles de développement. Mais, la plupart du temps, ce sont des tumeurs d'irritation et on les rencontre après les anciennes otites.

Elles peuvent être ou bien pédiculées dans le conduit ou bien sessiles.

Symptomatologie. — Ce sont généralement des masses dures et éburnées, constituées par de l'os compact, et c'est souvent par hasard qu'elles sont reconnues.

D'autres fois, c'est pour de la surdité, des bourdonnements que les malades viennent vous consulter.

Si l'on examine leur conduit, on voit qu'il est obstrué par une tumeur qui quelquefois le bouche complètement et qui offre une consistance dure au stylet.

Traitement. — Le.traitement consiste avant tout à rétablir l'audition. On pourra dégager la portion qui reste du conduit auditif et lui rendre une perméabilité suffisante pour la transmission des ondes sonores.

Mais si l'obstruction est complète, il faut à tout prix supprimer l'exostose, surtout à cause des phénomènes de rétention auxquels elle expose l'oreille, en particulier dans l'otite purulente.

L'exostose s'enlève *par le conduit* à la gouge et au maillet. Quelquefois, il est impossible de l'atteindre directement par les voies naturelles; on doit alors pratiquer l'extraction par la voie plus large et plus facile, la *voie rétro-auriculaire.*

Il est tout à fait inutile et même dangereux, dans l'état actuel de nos connaissances, d'employer pour la guérison certains moyens qui ont eu longtemps leur vogue, par exemple d'essayer de pratiquer la nécro-exostose par la cautérisation chimique, le galvanocautère, etc. La perforation de l'exostose ne donne pas grand résultat et n'est plus employée aujourd'hui.

MALADIES DE LA MEMBRANE DU TYMPAN

Il est bien rare que la membrane du tympan soit prise isolément; la caisse, qu'elle ferme, participe toujours plus ou moins à ses inflammations. Toutefois, elle peut être atteinte isolément, en particulier par le traumatisme.

Traumatismes.

Les *traumatismes* de la membrane du tympan sont tantôt de simples *piqûres* faites à l'aide d'une épingle, d'un cure-oreille, etc., tantôt de véritables *ruptures* ; celles-ci sont rares. Elles peuvent être la conséquence soit d'une compression (quinte de toux, Politzer trop énergique),

soit d'une décompression brusque (par exemple dans une
caisse à plongeur), ou bien d'un coup appliqué sur l'oreille,
d'une contusion violente du crâne ou parfois d'une ten-
tative maladroite d'extraction d'un corps étranger, celui-
ci pouvant être refoulé à travers la membrane tympanique.

Symptomatologie. — Au moment où l'accident se
produit, le malade ressent une très vive douleur, il entend
dans l'oreille une sorte de claquement. Parfois, il éprouve
un violent vertige et tombe en syncope.

Une hémorragie plus ou moins importante se produit
et la surdité est immédiate.

Si l'on examine le tympan, le conduit étant débar-
rassé du sang qui l'encombre, on aperçoit une déchirure
de forme étoilée, linéaire, occupant généralement le cadran
postéro-supérieur, cette portion de la membrane tympanique étant la moins résistante ; les lèvres de la plaie
bâillent plus ou moins dans le conduit.

Diagnostic. — Si l'on a des doutes sur la perforation,
on fera exécuter au malade le procédé de Valsalva. Le
diagnostic de rupture tympanique doit être établi nettement pour ne point la confondre, dans les grands traumatismes du crâne, avec la *fracture du rocher* en particulier.
Mais les fractures du rocher présentent des signes tout à
fait particuliers, s'accompagnent souvent de paralysie du
nerf facial, d'issue par l'oreille du liquide céphalo-rachidien
et d'écoulement sanguin beaucoup plus abondant.

Traitement. — Deux complications sont à redouter
dans les plaies de la membrane tympanique ; ce sont l'inflammation et la suppuration de l'oreille moyenne.

Aussi convient-il de pratiquer, aussitôt l'accident, un
nettoyage aussi aseptique que possible du conduit et de
la petite plaie tympanique.

Le mieux est de prescrire quelques bains d'eau oxygénée
et de laisser dans le conduit des mèches de gaze aseptique.

Il faut recommander également au malade de ne pas se moucher, ni faire tout ce qui, momentanément, peut augmenter la pression de l'air à l'intérieur de la caisse et amener une nouvelle rupture de la membrane qui est en train de se cicatriser.

Myringite.

Coïncidant le plus souvent avec une inflammation de l'oreille moyenne, l'inflammation de la membrane tympanique ou myringite s'observe cependant à l'état isolé.

On décrit deux formes de myringite : la forme aiguë et la forme chronique.

MYRINGITE AIGUË. — Elle est produite, soit par une brûlure, soit par un coup de froid, après un changement brusque de la température extérieure.

Symptomatologie. — Le malade ressent des douleurs dans l'oreille, douleurs accompagnées de bourdonnements et de fièvre. Si l'on examine la membrane tympanique, on constate qu'elle est rouge et qu'elle présente à sa surface des phlyctènes remplies de sang ou de sérosité. Dans son ensemble, le tympan est rouge et il y a une véritable inflammation dans son épaisseur.

Une fois que la myringite aiguë est constituée, il est très difficile de savoir si cette inflammation est localisée uniquement à la membrane du tympan et s'il n'y a point de réactions du côté de l'oreille moyenne.

Traitement. — Le traitement de la myringite aiguë consiste à faire faire dans le conduit des bains émollients, aussi chauds que le malade pourra les supporter. Si la suppuration atteint, malgré tout, l'oreille moyenne, le traitement se confond avec celui de cette dernière affection.

MYRINGITE CHRONIQUE. — La myringite chronique est une affection très rare.

Elle succède le plus souvent soit à la forme aiguë, soit

à un mauvais état de la peau du tympan et de la portion
avoisinante du conduit, par exemple dans l'eczéma du
conduit, le bouchon de cérumen, etc.

Il s'agit en réalité d'altérations secondaires du tympan,
avec desquamation plus ou moins intense, épaississement
de la membrane tympanique.

Le tympan se montre avec un aspect gris pâle, recouvert
de lamelles épidermiques. Le malade ne signale pas de
symptômes fonctionnels.

Traitement. — Le traitement consiste à faire des
cautérisations avec une solution de chlorure de zinc à
1 p. 10 pour détruire les petites granulations qui parfois
recouvrent la surface de la membrane tympanique ; on
fera ensuite un pansement avec des tampons de gaze
aseptique, et plus tard des pansements secs avec des
poudres aseptiques telles que l'acide borique, de la poudre
d'iodoforme, etc.

Otomycose.

L'otomycose est une véritable *otite externe parasitaire*
qui est due à la pullulation d'un *champignon* (*Aspergillus
nigricans*) qui pousse dans les profondeurs du conduit
auditif, au voisinage du tympan.

Le développement de ce champignon est favorisé par
la malpropreté. Il se rencontre chez les gens vivant dans
les lieux humides. Les lésions antérieures de la peau semblent
être des conditions indispensables pour la pullulation du
parasite. Les anciennes otites avec peu d'écoulement
donnent un milieu favorable à leur culture.

Ces parasites ne donnent lieu généralement à aucun
symptôme, à part une simple gêne et quelques démangeaisons. Ils amènent une desquamation de l'épiderme et
la production d'un bouchon épidermique.

On constate dans le conduit des taches brunes ou

noires caractéristiques, mais le diagnostic ne peut être
établi de façon sûre qu'à l'examen à la loupe ou au
microscope qui permet de reconnaître la présence des
spores.

Le traitement consiste, après avoir enlevé à l'aide de
lavages les lamelles épidermiques, à ordonner un traitement antiparasitaire, constitué essentiellement par des
instillations, dans le conduit, d'alcool absolu ou d'alcool
boriqué, suffisant pour détruire toutes les spores.

MALADIES DE L'OREILLE MOYENNE

Otite moyenne aiguë.

L'otite moyenne aiguë est une affection des plus fréquentes. Elle peut être le point de départ de troubles
auditifs sérieux et engendrer des complications souvent
plus graves.

D'autres fois également, elle peut devenir l'origine d'un
écoulement interminable de l'oreille, d'une otite moyenne
suppurée chronique.

Si, durant le cours de l'otite aiguë, la rétention se produit à l'intérieur de la caisse, le tympan ne se laissant point
perforer spontanément, le pus cherchera à se frayer une
voie vers les régions voisines qui lui sont accessibles. Il
peut gagner l'apophyse mastoïde, donnant naissance à la
mastoïdite, ou bien il remontera en haut, vers la cavité
cranienne, amenant des complications encéphaliques. Il
pourra atteindre de même le sinus latéral, déterminant
soit la thrombose de ce sinus, soit des phénomènes septico-
pyohémiques.

Tout cela nous montre que l'otite aiguë constitue une
affection que tout médecin devrait bien connaître au point
de vue de son étiologie, de son diagnostic et de sa
thérapeutique.

Étiologie. — L'otite moyenne aiguë est une infection microbienne qui peut atteindre la caisse en suivant différentes voies. L'infection peut en effet se faire, soit par le conduit auditif externe, soit par la voie de la trompe d'Eustache, soit, enfin, par l'intermédiaire du système vasculaire sanguin.

Voie externe. — L'otite moyenne aiguë peut être consécutive à des traumatismes et à des lésions de la membrane tympanique.

Comme nous l'avons vu, l'extraction de corps étrangers de l'oreille, faite à l'aveugle et entre des mains non expérimentées, peut déterminer du côté du tympan des lésions inflammatoires et de l'otite moyenne aiguë.

L'otite externe, la furonculose du conduit par propagation amènent parfois de l'otite moyenne aiguë, de même que tous les phénomènes de compression brusque produits à la surface de la membrane du tympan, à la suite de bains, lavages, etc.

Voie tubaire. — *Origine naso-pharyngée*. — Mais c'est surtout par la trompe que l'infection se fait dans l'otite moyenne aiguë, et chez la plupart des malades on rencontre à l'origine de l'otite aiguë une *affection rhino-pharyngée*. Tantôt, il s'agit d'une poussée d'adénoïdite survenant chez un jeune sujet et qui détermine, trois ou quatre jours après, une inflammation de l'oreille moyenne.

Le coryza purulent peut être également l'origine de l'otite aiguë. Le malade envoie dans sa trompe des germes septiques, en particulier au moment des efforts de mouchage, lorsqu'il y a enchifrènement des cavités nasales.

Enfin, au nombre des causes de l'infection par la voie tubaire, il faut signaler : les lavages du nez qui, faits avec une mauvaise technique, envoient les germes infectieux vers la trompe d'Eustache. Le double tamponnement des fosses nasales emprisonnant un caillot stagnant, véritable bouillon de culture, a été souvent la cause également de poussées d'otite aiguë.

De même, tous les catarrhes rhino-pharyngés, qui se rencontrent dans les maladies infectieuses, s'accompagnent très souvent d'otite. C'est ainsi que les fièvres éruptives qui se compliquent le plus facilement d'otite sont celles qui présentent des déterminations rhino-pharyngées, telles la rougeole, la scarlatine, etc.

Voie sanguine. — Enfin, il existe des otites dont le mode d'infection semble avoir emprunté la voie sanguine.

C'est ainsi qu'on les voit survenir au décours de certains états généraux graves : fièvre typhoïde, diphtérie, dans lesquels le sang charrie des bactéries.

Mais, même dans ces cas, cette voie sanguine semble être contestable. On peut admettre qu'alors encore, c'est par la trompe d'Eustache que l'otite aiguë a commencé, le stade rhino-pharyngé ayant passé inaperçu.

Causes prédisposantes. — Certains sujets présentent une prédisposition toute particulière à l'éclosion des otites.

La question d'âge doit entrer en ligne de compte. C'est ainsi que, *chez les enfants*, l'otite est beaucoup plus fréquente que chez les adultes. On a incriminé dans certains cas l'hérédité, certaines diathèses, comme la scrofule, etc.

L'influence saisonnière est manifeste. Les otites sont plus fréquentes en hiver qu'en été, à cause sans doute des refroidissements plus faciles pendant l'hiver. Dans certains cas, les otites prennent un caractère d'*épidémicité* ; il semble qu'il y ait de véritables épidémies d'otites et les otites seraient *contagieuses* pour quelques auteurs (Lermoyez). En réalité, il s'agit, à notre sens, plutôt de véritables épidémies de grippe, à détermination auriculaire.

Formes cliniques. — *Au point de vue clinique*, il y a lieu de distinguer deux grandes sortes d'otites moyennes aiguës.

C'est, en premier lieu, l'*otite moyenne catarrhale* avec ou sans épanchement, et, en second lieu, l'*otite moyenne aiguë proprement dite* avec ou sans exsudat purulent.

I. *OTITE MOYENNE CATARRHALE AVEC OU SANS ÉPANCHEMENT.* — L'otite moyenne catarrhale reconnaît pour cause l'inflammation et l'oblitération de la trompe d'Eustache qui amènent rapidement des troubles dans l'oreille moyenne, se traduisant la plupart du temps par des exsudations de liquide dans la caisse, ce liquide restant d'ailleurs *séreux*, ne renfermant pas de microbes et ne devenant jamais purulent, contrairement à l'otite aiguë qui s'accompagne d'inflammation générale de la caisse avec sécrétion purulente.

L'otite catarrhale aiguë a donc comme étiologie une inflammation partie du rhino-pharynx, qui se transmet d'abord à la trompe et ensuite à l'oreille. Les végétations adénoïdes sont, chez l'enfant, la grande cause de ce catarrhe tubo-tympanique.

Rarement, l'obstruction tubaire peut être produite mécaniquement par des cicatrices. On en a signalé dans la syphilis consécutivement à des plaies situées à l'orifice de la trompe.

C'est une affection du jeune âge, principalement de cinq à vingt ans. Elle est surtout fréquente dans les climats froids et humides. L'hérédité, invoquée par différents auteurs, a une influence incontestable, et il semble plutôt que la prédisposition consiste dans une transmission héréditaire des affections du naso-pharynx.

Pathogénie. — L'obstruction tubaire amène rapidement différents troubles.

L'air ne se renouvelant plus dans la caisse, il en résulte de l'enfoncement de la membrane du tympan et ensuite la dilatation des petits vaisseaux. Ceux-ci ne tardent point à laisser transsuder du sérum amenant la production de liquide dans la caisse.

Sans doute il y a des microbes pathogènes qui, de la trompe, gagnent l'oreille, mais il semble que leur virulence soit atténuée. Il est en tout cas exceptionnel de voir l'épanchement catarrhal passer à la purulence. Peut-être aussi le liquide sécrété est-il bactéricide !

Symptomatologie. — Signes fonctionnels. — L'otite catarrhale simple est une affection qui est généralement peu douloureuse, ou, s'il y a de la douleur, tout à fait au début, elle ne tarde pas à disparaître.

Le malade ressent une sorte de sensation de lourdeur, de pesanteur et souvent de plénitude dans l'oreille malade. Il semble, dit-il, qu'il a l'oreille comme bouchée ; à l'occasion d'un mouvement, il peut entendre le liquide qui se déplace dans l'oreille. D'autres fois, en se mouchant, il provoque du gargouillement dans son oreille.

L'*audition* est toujours diminuée; elle est, en tout cas, variable, c'est-à-dire qu'elle est plus marquée à certains moments qu'à d'autres.

C'est ainsi, en particulier, qu'elle varie lorsque la trompe est plus ou moins obstruée, suivant la position de la tête qui déplace le liquide dans tel ou tel sens : un malade peut entendre dans la position couchée, alors que le liquide est accumulé en arrière, et, au contraire, il redevient sourd lorsqu'il se tient debout, le liquide se mettant en contact avec la membrane du tympan et l'empêchant de vibrer.

Il se produit aussi des améliorations passagères, au moment où le malade débouche sa trompe, par exemple, dans l'acte de se moucher.

Le malade entend sa propre voix qui résonne fortement dans l'oreille (*autophonie*). Enfin, il est gêné souvent par des bourdonnements à timbre variable, par les battements auriculaires.

Signes objectifs. — Si l'on examine le tympan, on constate qu'au début il est enfoncé et présente de la rougeur plus marquée au niveau du manche du marteau et du mur de la logette. Le triangle lumineux perd son éclat et peut même disparaître.

Lorsque le liquide sécrété est abondant, il refoule la membrane du tympan, et l'examen révèle à sa surface une sorte de *ligne de niveau*. Il est même possible de voir cette ligne se déplacer avec les différents mouvements de la tête.

Lorsque l'on veut se rendre compte de la perméabilité de la trompe, et que l'on fait l'insufflation avec la poire de Politzer et la sonde d'Itard, on constate que celle-ci est presque toujours complètement obstruée.

Souvent, elle se débouche brusquement, faisant entendre un véritable bruit de claquement, et, quand il existe du liquide dans la caisse, on entend à l'auscultation des bruits de gargouillements et de râles, analogues aux râles souscrépitants.

Si l'on examine l'oreille au point de vue de ses réactions auditives au diapason vertex, on constate qu'il existe une altération dans l'appareil de transmission (le Weber est latéralisé du côté malade). Le Rinne est négatif, c'est-à-dire que, si l'on place le diapason devant le conduit auditif et sur l'apophyse mastoïde, on remarque que le sujet entend plus longtemps par l'apophyse mastoïde que par la voie aérienne.

Cette affection, comme on le voit, est très insidieuse ; elle ne s'accompagne que de douleurs insignifiantes. Il n'y a ni fièvre, ni phénomènes généraux et, lorsque ceux-ci existent, ils sont sous la dépendance de l'affection générale au décours de laquelle l'otite catarrhale s'est déclarée.

Marche. Pronostic. — L'otite catarrhale peut évoluer vers la guérison : la trompe redevient perméable spontanément et le liquide qui existe dans la caisse disparaît par résorption. C'est ce qui se produit, en particulier,

chez les enfants, au décours des poussées d'otite consécutive à de l'adénoïdite aiguë.

Mais la trompe reste souvent obstruée, la membrane
tympanique s'affaisse et ne fonctionne plus ; par suite du
vide intratympanique, elle s'allonge ; il en résulte une flaccidité qui la rend impropre à la transmission des ondes
sonores. Les osselets s'ankylosent à la longue ; il se produit
des adhérences entre la membrane tympanique et les
parois profondes de la caisse sur lesquelles elle s'accole.
Il en résulte des lésions d'otite *adhésive chronique* qui per-
sisteront sans aucune tendance à la régression. Il faut bien
dire du reste que l'otite catarrhale n'est, dans de nombreux
cas, que le premier stade de l'otite suppurée.

Le *pronostic* de cette affection est donc, comme on le
voit, très sérieux, et il ne faut pas oublier que les sujets
qui en ont été atteints seront toujours et facilement me-
nacés de récidive.

Traitement. — Le traitement de l'otite catarrhale
doit avoir essentiellement pour but :

1º De calmer la douleur et les phénomènes inflammatoires
de la période de début ;

2º De désobstruer la trompe et d'évacuer le liquide ;

3º Le traitement sera également prophylactique et
causal.

1º Pour calmer les douleurs et l'inflammation du début.
— Il convient d'instiller dans le conduit des solutions
analgésiantes.

La glycérine ou l'huile phéniquée au 1/20, dont on in-
jectera quelques gouttes dans le conduit trois ou quatre
fois par jour, remplissent très bien ce but.

Le phénol perd ses propriétés caustiques lorsqu'il est
en dissolution dans la glycérine ou dans l'huile, et il présente un pouvoir remarquablement calmant et sédatif.
On pourra adjoindre à ce traitement des bains chauds
d'oreille, faits suivant la technique que nous avons exposée

(Voy. chap. II), et que l'on renouvellera toutes les deux heures ou toutes les quatre heures.

Dans l'intervalle des pansements, le malade devra garder un tampon d'ouate à l'entrée de l'oreille.

2º **Lorsque l'inflammation est dissipée.** — On se mettra en devoir de faire des insufflations dans la *trompe*, avec la sonde d'Itard ou à l'aide simplement du Politzer. On ne doit commencer l'administration de douches d'air qu'après la disparition des phénomèmes inflammatoires. Non seulement le cathétérisme désobstrue la trompe, mais il a aussi pour but, lorsqu'il existe du liquide dans la caisse, d'en pratiquer l'évacuation. Il a des effets immédiats sur l'audition, qu'il peut ramener rapidement.

Rarement on est obligé de pratiquer l'*incision du tympan*. Mais, lorsque l'exsudat persiste malgré les insufflations, il vaut mieux en débarrasser l'oreille par cette petite intervention que d'attendre que la surdité soit complète et définitive.

3º **Traitement prophylactique.** — Le traitement sera également *prophylactique* et *causal*, pour prévenir les récidives.

Nous avons vu que cette affection est presque toujours sous la dépendance d'une inflammation ou d'une obstruction pharyngo-nasale; il convient donc de faire faire au malade des inhalations mentholées qui décongestionnent le nasopharynx.

On enlèvera dans la gorge les amygdales et les végétations adénoïdes et dans les fosses nasales les queues des cornets; tout ce qui peut, en un mot, être susceptible, soit d'obstruer mécaniquement les trompes, soit d'y amener des poussées inflammatoires.

II. *OTITE MOYENNE AIGUË SUPPURÉE PROPREMENT DITE* (1). — **Symptomatologie.** — Début. —

(1) L'étiologie est la même que dans l'otite catarrhale simple.

L'otite moyenne aiguë survient la plupart du temps brusquement au décours d'une affection fébrile : maladie infectieuse, grippe, fièvre éruptive. Aussi comprend-on qu'à son début

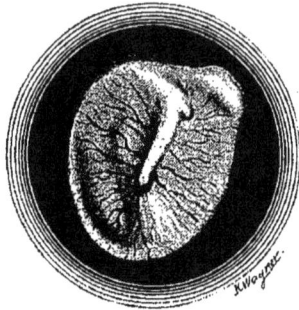

Fig. 77. — Otite aiguë (première phase). Aspect du tympan (vascularisation de la membrane).

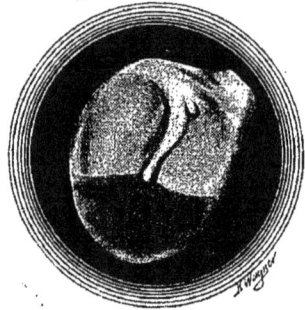

Fig. 78. — Otite moyenne aiguë, forme séreuse. On aperçoit la ligne de niveau par transparence à travers le tympan.

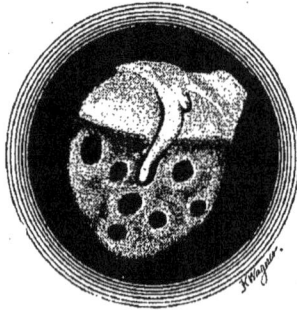

Fig. 79. — Autre aspect de l'otite aiguë purulente. On voit des bulles d'air contre la membrane du tympan.

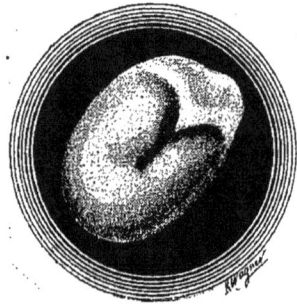

Fig. 80. — Otite aiguë suppurée. Tympan bombant sous le pus.

elle puisse passer tout à fait inaperçue, d'autant que, dans certains cas, elle peut être tout à fait *insidieuse*, sans aucune douleur locale. On ne s'aperçoit de l'affection auriculaire que par hasard, en découvrant un écoulement de pus par l'oreille.

Quelquefois aussi, le début est en quelque sorte *progressif*, et il y a toute une phase d'otites catarrhales, qui précèdent l'otite aiguë suppurée proprement dite.

Mais ce sont là des cas tout à fait exceptionnels. La plupart du temps, le début de l'otite est *brusque*, annoncé par une douleur vive et des symptômes locaux et généraux, qui vont évoluer de façon très rapide.

Signes fonctionnels. — Une fois que l'otite est établie, le symptôme subjectif primordial est constitué par la *douleur*.

La douleur est très vive, arrache des cris au malade. Elle est surtout très marquée la nuit et dans tous les mouvements de la mâchoire et de la tête. La plupart du temps lancinante et pulsative, elle présente des rémissions et des exaltations. Le malade localise cette douleur au fond de l'oreille, mais il souffre aussi dans toute la moitié correspondante de la tête. Il existe des *irradiations* douloureuses vers le cou, la région mastoïdienne.

La douleur à la pression de la *pointe de la mastoïde* est toujours très marquée et semble caractéristique de l'otite aiguë, bien qu'il n'y ait à ce moment aucune invasion de la mastoïde proprement dite (fig. 83).

Ces douleurs durent quatre et cinq jours, en s'accentuant de plus en plus, et souvent elles cessent brusquement dès que le tympan s'ouvre, pour laisser issue au pus contenu dans la caisse.

Le malade se plaint aussi de *bourdonnements* qui présentent parfois un caractère pulsatile.

La *surdité* est plus ou moins complète; il est de règle que l'audition disparaisse dès qu'il y a exsudation purulente dans la caisse. Il y a fréquemment de l'autophonie.

La température est variable. Il se produit d'ordinaire une ascension thermique au début de l'otite, et si c'est dans une maladie infectieuse, on voit remonter la température de plusieurs degrés au-dessus de celle des jours précédents.

Il peut y avoir de même des frissons, du délire, et, en particulier chez les jeunes enfants, des convulsions.

Signes objectifs. — L'examen du tympan est de la plus grande importance pour le diagnostic et la thérapeutique de l'otite aiguë.

A. SI LE TYMPAN N'EST PAS ENCORE PERFORÉ. — On constate au début une rougeur limitée à sa partie supérieure

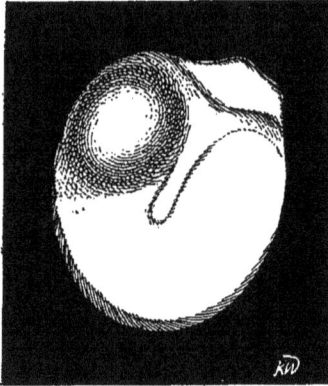 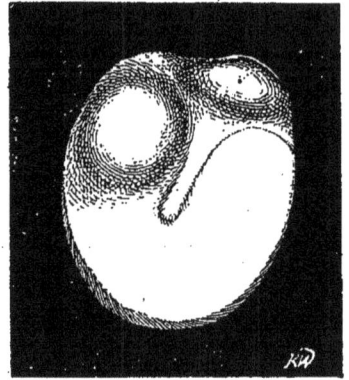

Fig. 81.   Fig. 82.

Fig. 81 et 82. — Tuméfaction limitée du tympan au quart postéro-supérieur et au quart supérieur et postérieur.

et à sa périphérie. Le manche du marteau est rouge et injecté. On peut y distinguer des vaisseaux dilatés sillonnant la face externe, partant du manche du marteau (fig. 77).

Mais bientôt le tympan redevient uniformément rouge; seule la courte apophyse du marteau y apparaît comme une saillie blanc jaunâtre. Il n'est pas rare de constater à sa surface de petites ecchymoses et de véritables phlyctènes.

A un stade plus avancé, la membrane tympanique est refoulée en dehors par l'exsudat; *elle bombe* dans le conduit auditif, et présente une surface convexe. Ce gonflement envahit en général en totalité la membrane tympanique. Mais il peut être localisé, occupant surtout le cadran postéro-supérieur du tympan et principalement la membrane de Schrapnell. On aperçoit alors une sorte de bulle acuminée à la surface du tympan, au sommet de laquelle siège un point jaunâtre, indiquant que le pus ne va pas tarder à s'y faire jour (fig. 81 et 82).

B. Lorsque la perforation est établie. — Les phénomènes douloureux tombent et il s'écoule, par le conduit, du pus plus ou moins abondant.

L'écoulement, constitué d'abord par un liquide séreux et souvent hématique, devient rapidement muco-purulent et purulent.

A l'examen du tympan, on constate que le **siège de la perforation** est très variable. Elle se produit le plus souvent dans le quadrant antéro-inférieur, mais il faut dire qu'elle peut exister dans tous les autres points de la membrane tympanique ; celles qui occupent le quadrant postéro-supérieur traversent, pour s'ouvrir, la membrane de Schrapnell.

Cette perforation peut être très minime ; d'autres fois, en particulier dans les formes nécrotiques graves, toute une portion de la membrane est détruite d'emblée.

Lorsqu'elle est petite, la perforation n'est pas toujours facile à reconnaître et, bien souvent, on doit en rechercher le siège en faisant l'aspiration dans le conduit, avec le spéculum aspirateur de Siegle ; on voit alors des sortes de petites bulles qui viennent faire issue à travers le point perforé. On peut se servir également pour le diagnostic de ce fait que l'examen du conduit nous révèle à l'endroit perforé de petits reflets pulsatiles, qui se produisent au niveau même du liquide. Ces reflets indiquent que le pus est en contact avec les vaisseaux hyperémiés de la caisse et qu'il est soulevé d'une manière isochrone au pouls (Lannois).

Anatomie pathologique. — Il est une notion qu'il faut bien avoir présente à l'esprit, c'est que l'*antre*, communiquant largement avec la caisse, prend *toujours* part, dans les otites aiguës, au processus de suppuration : il n'y a pas d'otite suppurée sans *antrite*, sans qu'il y ait pour cela mastoïdite proprement dite.

Les lésions sont presque toujours limitées à la muqueuse de la caisse qui est épaissie et prend bientôt un aspect fongueux. Dans certaines formes (scarlatine, diphtérie), le processus inflammatoire est si rapide qu'il compromet la vitalité des os sous-jacents, amenant la production de nécroses plus ou moins étendues.

Pronostic. Marche. Durée. — Ainsi que nous l'avons vu, l'otite aiguë présente des phénomènes douloureux qui s'accroissent avec la formation du pus, qui diminuent et disparaissent au moment où se produit l'écoulement, à la suite de la rupture du tympan.

Il y a généralement à ce moment-là une chute de la température et, dans les cas heureux, l'otite se termine spontanément après un cycle d'évolution de douze à quinze jours en moyenne.

La durée de l'affection est du reste très variable : de quelques jours, elle peut atteindre plusieurs semaines.

Si l'otite aiguë dure longtemps, il persiste souvent à sa suite des troubles auditifs (surdité, bourdonnements), déterminés par des adhérences des osselets et des cicatrices tympaniques.

Il n'est pas rare de voir la perforation se fermer avant que le processus inflammatoire ne soit terminé. Il en résulte alors la réapparition de douleurs, de fièvre et de phénomènes généraux.

D'autres fois, au contraire, la perforation peut rester ouverte après guérison de la suppuration et la communication permanente de la caisse du tympan à travers cette perforation est une menace continuelle de réinfection par les microbes du conduit.

Mais la terminaison que l'on devrait toujours pouvoir

éviter, c'est le *passage à la chronicité*, éventualité malheureusement fréquente dans les otites mal soignées ou non soignées.

Les causes de ce passage à la chronicité sont multiples. Une perforation tympanique qui est trop petite ou située dans un point élevé amènera facilement des phénomènes de rétention dans la caisse et l'insuffisance de drainage de celle-ci, d'où altération de l'oreille moyenne et production de fongosités. Les perforations de la membrane de Schrapnell sont aussi peu favorables à la guérison ; elles s'accompagnent de lésions dans la partie supérieure de la logette des osselets, où l'accès et la thérapeutique sont particulièrement difficiles.

Formes cliniques. — L'otite moyenne aiguë présente un tableau clinique qui est variable avec l'âge du malade (enfant ou adulte), la nature du terrain sur lequel elle se greffe, la maladie qui en a été la cause prédisposante, et enfin suivant la virulence de l'agent microbien.

OTITE CHEZ L'ENFANT, CHEZ LE NOURRISSON. — Chez le tout jeune enfant, l'otite est la plupart du temps insidieuse. Un *nourrisson* présente de la fièvre, maigrit, a des mouvements convulsifs ; on recherche successivement sur toutes les parties du corps sans arriver à la cause de ces troubles, jusqu'à ce qu'un jour un écoulement se produise par l'oreille et donne la clé de tous ces symptômes. Il convient donc d'examiner systématiquement l'oreille du jeune enfant quand la fièvre n'est pas explicable par une autre origine.

Si *l'enfant est plus grand*, il accuse généralement une douleur très vive, avec température élevée dès les premières heures ; mais cet orage est rapidement calmé à la suite d'une perforation qui se produit de façon hâtive le deuxième ou troisième jour après le début de l'affection.

Il est commun de voir survenir rapidement des phénomènes de *méningisme*. Ce sont des convulsions, des cris, de

l'agitation, des vomissements, symptômes qui pourraient
très bien être imputés à de la *méningite*, et il est parfois
difficile d'établir chez eux le diagnostic avec cette affection.

Comme le tympan est très incliné, surtout lorsque l'enfant est très jeune, on ne retrouve point chez lui l'aspect
particulier bombé que nous avons signalé chez l'adulte ;
on constate simplement de l'hyperémie et de la vascularisation anormale à sa surface.

Chez l'enfant, l'otite aiguë est *plus fréquente* que chez
l'adulte ; ceci tient à ce que, chez lui, la trompe est largement ouverte, et par conséquent les infections rhino-pharyngées se propagent avec la plus grande facilité à l'oreille
moyenne. C'est à cet âge que l'on rencontre surtout les
adénoïdites, qui sont une des grandes causes du catarrhe
naso-pharyngien et, en outre, les fièvres éruptives de l'enfance paient un large tribut aux complications auriculaires.

OTITE DU VIEILLARD. — Insidieuse également. Le
tympan, étant épaissi et scléreux, ne se rompt que difficilement ; il ne rougit pas ; seul le manche du marteau
est nettement rouge. Vous vous baserez sur ce dernier
signe pour faire la paracentèse.

OTITE GRIPPALE. — L'otite dans la grippe présente
des caractères tout à fait particuliers.

Elle a une grande tendance aux *hémorragies* (phlyctènes
hémorragiques sur le tympan, écoulement sanguinolent) et
à la diffusion ; elle se complique très souvent de mastoïdite,
avec nécroses très étendues.

La malignité des complications auriculaires dans certaines épidémies de grippe est notoire. La mastoïdite est
fréquente.

OTITE DES FIÈVRES ÉRUPTIVES. — La **rougeole**,
s'accompagnant toujours de manifestations catarrhales
rhino-pharyngées, se complique facilement d'otite.

Les complications mastoïdiennes sont alors fréquentes

et surviennent au début de la période de desquamation.

Dans la **scarlatine**, l'otite survient souvent de façon précoce ; elle se produit au moment de l'éruption, évolue rapidement, amenant des désordres et des nécroses très étendues dans l'oreille, détruisant les osselets et compromettant définitivement l'audition. On voit donc que l'otite scarlatineuse est particulièrement grave.

OTITE SYPHILITIQUE. — Dans la *syphilis*, l'otite suppurée peut se déclarer à la période secondaire ou à la période tertiaire (indépendamment de l'otite syphilitique proprement dite).

Il s'agit d'infections parties du rhino-pharynx, à la faveur d'ulcérations qui siègent au voisinage de l'orifice tubaire et qui gagnent ensuite l'oreille moyenne.

Il est à noter que, dans toutes les otites suppurées syphilitiques, l'oreille interne peut être rapidement atteinte, donnant par suite une tournure très grave au pronostic.

OTITE DANS LA TUBERCULOSE. — Au décours de la *tuberculose*, il peut se développer de l'otite moyenne aiguë. Elle présente alors des caractères un peu spéciaux, évolue sans fièvre, sans douleur, de façon tout à fait torpide ; le malade découvre par hasard qu'une de ses oreilles coule abondamment. L'otite aiguë chez un tuberculeux a une allure très lente, et, comme le malade a peu de réaction vitale, elle a généralement peu de tendance à la guérison.

OTITE DIABÉTIQUE. — L'otite chez les diabétiques est relativement fréquente. Elle s'installe chez eux très facilement et, une fois établie, elle présente la plus grande tendance à l'extension.

C'est ainsi que l'otite diabétique se complique fréquemment de nécrose étendue de la caisse et de mastoïdite à forme grave.

Il se produit chez les diabétiques une prolongation de la suppuration, un abaissement de l'ouïe hors de proportions, par son degré et sa durée, avec les lésions constatées.

Diagnostic. — Le diagnostic de l'otite moyenne aiguë est en général *facile* lorsque l'ensemble symptomatologique, douleur, diminution de l'audition, fièvre, aspect caractéristique du tympan, se présente au complet. Mais, ainsi que nous l'avons vu, l'otite peut évoluer de façon absolument insidieuse et il faut, si on veut la reconnaître, la *rechercher de parti pris*. Chez l'enfant, en particulier *chez le nourrisson, chaque fois qu'il y a fièvre* avec convulsions d'origine ignorée, *on doit examiner systématiquement les oreilles*. Les phénomènes généraux qui accompagnent le début de l'otite sont chez l'enfant de nature à jeter la confusion. Ils font, par les convulsions, la température, les vomissements, penser bien plutôt à une affection d'ordre général, à une méningite au début, plutôt qu'à une simple otite. Il suffit de prendre un spéculum et d'examiner l'oreille pour faire le diagnostic.

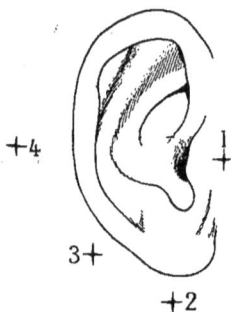

Fig. 83. — Points d'élection de la douleur dans les affections de l'oreille.

1, douleur prétragale (furonculose du conduit et otite externe); 2, douleur de la pointe (otite aiguë); 3, douleur mastoïdienne et douleur antrale (mastoïdite).

1° **Avant la perforation**. — On fera le diagnostic avec *l'otite externe* aiguë par l'examen du tympan, l'absence de diminution de l'audition dans ce dernier cas.

La *furonculose* du conduit ressemble à l'otite aiguë par la douleur qui, dans les deux cas, est très violente, mais elle en diffère par sa localisation plus superficielle, par l'inflammation ganglionnaire dont elle s'accompagne. La pression est douloureuse au devant du tragus (fig. 83) et la traction du pavillon exaspère cette douleur. Le conduit est gonflé, tuméfié, et l'examen avec un spéculum de faible calibre fait voir une saillie rouge plus ou moins acuminée, très douloureuse au contact du stylet et qui ne tarde pas à s'ouvrir pour laisser évacuer un bourbillon.

Mais il est des cas très difficiles, ceux où le conduit est complètement obstrué par le gonflement et où il est impossible d'examiner les différentes parois. L'usage du spéculum dilatateur est alors très utile pour juger de l'état du tympan. La furonculose du conduit peut du reste s'accompagner d'otite moyenne aiguë.

2° Il est parfois assez difficile de reconnaître la perforation. — Dans la plupart des cas, elle est révélée par l'examen direct : la constatation du point lumineux pulsatile présente une grande importance. L'épreuve de Valsalva s'accompagnant d'un sifflement caractéristique de l'issue de l'air dans le conduit est un bon signe diagnostique, mais il n'a de valeur que lorsqu'il est positif ; il peut manquer en effet dans les perforations de la membrane de Schrapnell, lorsqu'il y a bourgeonnement au niveau de la perforation ou quand la trompe est obstruée.

Pronostic. — 1° **Favorable.** — On peut dire qu'en règle générale l'otite moyenne aiguë est une affection qui, convenablement traitée, guérit sans complications et sans laisser de traces du côté de la fonction de l'oreille.

Mais cette formule, si consolante pour l'otite soignée, ne l'est certes pas lorsqu'on l'abandonne à elle-même, et la prétendue guérison spontanée des otites aiguës dans tous les cas qui amènent à considérer cette affection comme quantité négligeable expose à bien des mécomptes.

2° **Grave.** — Si on ne suit pas au spéculum journellement une otite, si on ne paracentèse pas le tympan en temps voulu, des complications graves, mortelles parfois, en seront la conséquence. Elles feront l'objet dans ce livre d'une étude spéciale (mastoïdite, thrombose du sinus, méningites, abcès cérébral).

Le *terrain* sur lequel l'otite est développée constitue un élément de pronostic très important. Chez les diabétiques, chez les albuminuriques, chez les enfants lymphatiques, l'otite a souvent une allure grave. Il en est de même de celles qui se développent au décours des maladies infectieuses, la diphtérie, la scarlatine, la rougeole, la fièvre typhoïde. Chez les tuberculeux, elle est chronique d'emblée sans tendance à la guérison.

L'*agent infectieux* doit entrer en ligne de compte : l'otite à pneumocoques est bénigne, à streptocoques maligne.

Il en est de même de la *virulence* de cet agent; c'est ainsi que certaines épidémies de scarlatine, de grippe, s'accompagnent d'otites à forme particulièrement grave ; celles de la grippe, en particulier, présentent.parfois les plus grandes tendances à l'extension et à amener des complications tout à fait graves qui s'installent dès le début de l'otite. Ce sont les formes septico-pyohémiques que rien ne peut arrêter.

Certains symptômes ont une grande importance au point de vue du pronostic : telle est la persistance de la douleur et de la fièvre après l'ouverture du tympan, les lésions étendues de la membrane du tympan et de son cadre osseux, la perforation insuffisante, la mauvaise situation de celle-ci.

Le *pronostic de l'audition ultérieure* sera fondé sur l'examen méthodique de l'oreille ; la diminution de la perception osseuse fera craindre pour l'avenir une surdité persistante. En outre, il ne faut pas oublier qu'une double otite infectieuse chez le nouveau-né ou chez le tout jeune enfant laissera à sa suite la surdi-mutité. A cet âge, en effet, les lésions de l'oreille interne par effraction de la paroi labyrinthique si mince se produisent avec la plus grande facilité.

C'est surtout l'absence de traitement ou l'institution d'un traitement mal dirigé qui est dans l'otite aiguë le grand facteur de gravité.

Traitement. — Le traitement de l'otite moyenne aiguë doit donc être institué dès le début et poursuivi avec le plus grand soin.

Différent au début de l'otite aiguë, avant la perforation (paracentèse) et après la perforation, il devra être aussi prophylactique et préventif.

I. *AVANT LA PERFORATION.* — 1º *A la phase inflammatoire aiguë* : la thérapeutique sera CALMANTE ET RÉSOLUTIVE.

On prescrira, comme dans l'otite catarrhale, des bains chauds d'oreille répétés toutes les deux heures, des instillations calmantes de glycérine phéniquée au 1/30 chez l'adulte, au 1/60 chez l'enfant ; des applications de compresses chaudes sur la région rétro-auriculaire ; l'antisepsie du nez et de la gorge, chez l'adulte la vaseline boriquée menthólée, et chez l'enfant l'huile mentholée au 1/100, instillée dans chaque narine dans la position couchée de façon qu'elle s'écoule librement dans la gorge.

2º *Si la suppuration est constituée*, c'est-à-dire si l'abcès tend à se faire jour à travers le tympan, il convient d'aider cette évolution naturelle. Notre devoir est de donner issue au pus le plus promptement possible par la PARACENTÈSE DU TYMPAN. Tout retard apporté à cette mesure ne saurait avoir pour conséquence que de prolonger inutilement les souffrances du malade et de favoriser le passage de l'infection dans l'endocrâne.

L'avis des auristes à ce sujet est tout à fait unanime. Malheureusement les malades considèrent quelquefois cette petite intervention comme dangereuse, suivant cette formule erronée « que l'incision du tympan rend sourd ». Eh bien, il faut les persuader que le tympan se répare avec la plus grande facilité et que ce qui rend sourd, ce n'est pas l'incision faite à temps de cet abcès chaud, pas plus que le fait d'ouvrir un panaris n'amène l'impotence du doigt, mais bien les délabrements occasionnés par la rétention du côté de l'oreille moyenne et de l'oreille interne ; tout comme dans le panaris dont on a tardé l'ouverture, les fusées purulentes, l'ostéomyélite des phalanges amènent la perte définitive du doigt.

Indications de la paracentèse du tympan. — *a*. **Le tympan n'est pas perforé.** — L'indication ordinaire est d'évacuer le pus et d'éviter la rétention.

On la pratiquera :

1° Si la membrane du tympan *bombe*, refoulée par le pus contenu dans la caisse ;

2° Si le malade ressent des *douleurs* violentes empêchant le sommeil, et surtout s'il y a de la propagation à la mastoïde, s'accompagnant parfois de rougeur et de gonflement et de douleur de la pointe ;

3° S'il y a de la *fièvre* et des *symptômes généraux* inquiétants (méningisme).

Dans les maladies infectieuses, même s'il n'y a pas de réaction vive, la paracentèse doit être faite de façon précoce, étant donnés les délabrements dont s'accompagne la perforation quand elle est spontanée.

b. **Il y a perforation.** — Il peut être alors encore indiqué de pratiquer la paracentèse, c'est-à-dire d'agrandir la perforation : lorsque celle-ci est *insuffisante* pour permettre le libre drainage de la caisse, il y a *rétention*, ce que l'on reconnaît à la persistance des douleurs et à la température qui reste à 39°, malgré l'écoulement d'oreille.

Le *siège* de la perforation en un point trop élevé pour le drainage commande de faire l'incision en un point plus déclive.

Technique. — ANESTHÉSIE DU TYMPAN. — La paracentèse du tympan étant très douloureuse, il faut une anesthésie aussi complète que possible du tympan. Or celle-ci est difficile à obtenir de façon complète à cause de l'état inflammatoire et de la pénétration difficile des anesthésiques locaux à travers le revêtement cutané de la membrane du tympan.

Le mélange de Bonain remplit ces différentes conditions (Voy. p. 88).

Il est appliqué dans le fond du conduit sur des boulettes d'ouate qu'on laisse dix minutes environ au contact du tympan. Celui-ci devient, sous la pénétration du liquide, d'une teinte blanche spéciale qui indique que l'anesthésie est complète.

Plusieurs précautions sont à prendre si l'on veut réaliser cette anesthésie de façon complète : le Bonain ne prend que sur un tympan sec. Le mieux est d'instiller de l'alcool à 90° dans le conduit qui réalise, en même temps que l'antisepsie, l'assèchement de la membrane tympanique.

Chez l'enfant, l'anesthésie sera toujours générale (chlorure d'éthyle).

Instruments. — Pendant que l'anesthésie s'opère, installer à votre portée les instruments nécessaires : spéculum,

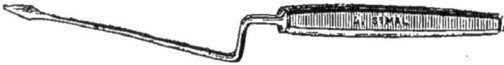

Fig. 84. — Aiguille à paracentèse en baïonnette contre-coudée.

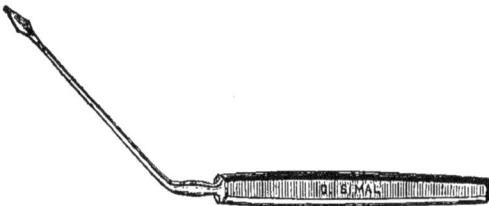

Fig. 85. — Aiguille à paracentèse coudée à angle obtus.

pinces, porte-coton, aiguille à paracentèse bien effilée, le tout préalablement stérilisé.

Position du malade. — Si c'est un adulte, le malade

Guisez, 2e édit.   III. — 10 est assis la tête adossée contre un appui ou maintenue par un aide.

Si c'est un enfant, il sera couché la tête sur un oreiller. C'est la meilleure façon de le maintenir immobile durant l'anesthésie qui sera toujours générale.

MANUEL OPÉRATOIRE. — *Où doit porter l'incision.* — Elle doit toujours être faite là où le tympan bombe fortement et dans un point le plus déclive possible. Le lieu d'élection sera le quart postéro-infé-rieur de la membrane tym-panique (fig. 86).

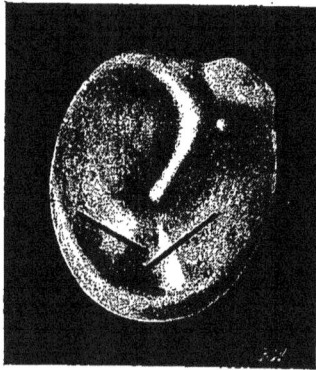

Fig. 86. — Lignes d'incision
dans la paracentèse.

L'incision sera large ; ne vous contentez pas d'une simple piqûre, il s'agit d'établir un drainage de l'oreille.

L'obliquité du tympan commande la direction de l'incision. *Elle sera faite de bas en haut* : « L'incision de bas en haut sectionne forcé-ment toute la surface de la membrane, tandis que, si l'incision est faite de haut en bas, elle est nécessairement incomplète, la lame quittant trop tôt le tissu tympanique oblique » (Gellé).

TECHNIQUE. — Un spéculum aussi large que possible est placé dans l'oreille ; le tympan étant bien éclairé, le médecin prend l'aiguille à paracentèse, l'introduit jusqu'au contact du tympan, et fait l'incision le plus large possible, suivant les règles que nous venons d'indiquer. Deux inci-sions en V ou en T sont souvent utiles pour établir un large drainage. La sensation de pénétration à travers le tympan est variable, la résistance est plus ou moins grande sui-vant l'épaisseur de cette membrane.

L'incision une fois faite, éponger avec le porte-coton le pus, le sang qui sortent de la caisse, s'assurer qu'elle est suffisamment large, donner un bain d'eau oxygénée.

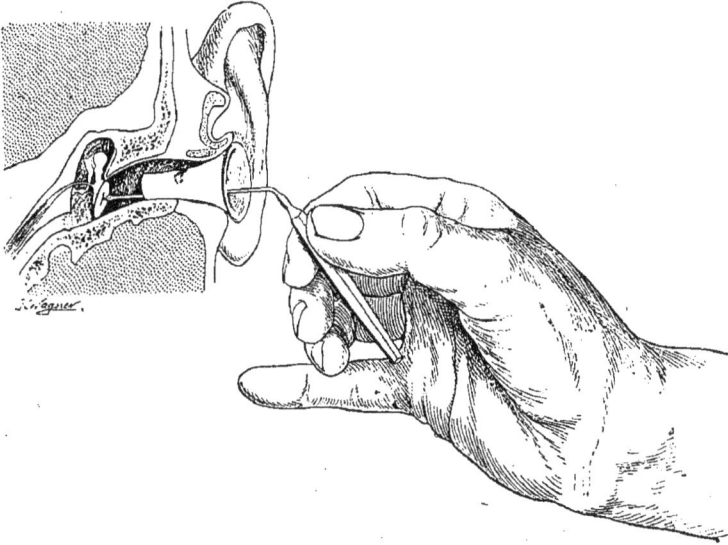

Fig. 87. — Technique de la paracentèse (coupe transversale).
Le tympan est incisé de bas en haut.

Comme pansement, une mèche est introduite et laissée dans l'oreille, un tampon d'ouate est placé à l'entrée du conduit et est recouvert d'une couche d'ouate, le tout maintenu par une bande ou une oreillère.

II. *APRÈS LA PERFORATION (OU PARACENTÈSE)*.
— Le pansement sera renouvelé tous les jours avec les plus grandes précautions antiseptiques. Les bains d'eau oxygénée précéderont l'introduction de la mèche dans l'oreille. La diminution de l'écoulement permet d'espacer bientôt les pansements et la guérison est obtenue au bout de deux ou trois semaines dans les cas ordinaires.

Si l'on ne se trouve pas dans des conditions telles que l'on puisse faire régulièrement ces pansements, les bains d'eau oxygénée seront prescrits et faits par le malade matin et soir. Le conduit sera obturé par une mèche de coton hydrophile.

Quelques douches d'air pour faciliter l'écoulement du pus, l'antisepsie des fosses nasales et du cavum, l'antipyrine contre la fièvre, le pyramidon contre l'insomnie, la diète légère, le séjour à la chambre compléteront tout le traitement.

La mastoïde, la fièvre, l'état général seront exactement surveillés jusqu'à la fin de l'otite.

Quand la suppuration est terminée, s'il reste quelques troubles de l'audition, des insufflations, du massage sont souvent nécessaires (fièvres éruptives, fièvre typhoïde, scarlatine).

Traitement prophylactique. — Dans les maladies aiguës, on préviendra, dans une certaine mesure, l'éclosion de l'otite, en prescrivant un traitement émollient antiseptique dans le nez et la gorge : huile mentholée à 1/40, inhalations mentholées ; et surtout on recommandera au malade d'éviter les efforts de mouchage ou les reniflages ou lavages d'eau dans les fosses nasales dans les rhumes ou inflammations de la muqueuse nasale.

On enlèvera les végétations adénoïdes et les amygdales hypertrophiées. On voit des otites qui traînent et menacent de passer à la chronicité guérir par l'ablation des tissus adénoïdes infectés.

Ce qu'il ne faut pas faire. — C'est de considérer *l'otite aiguë comme une affection négligeable qui guérit toujours spontanément.* On s'expose alors aux plus graves mécomptes. L'otite non soignée peut amener les complications les plus graves, alors qu'une paracentèse faite à temps les prévient presque toujours.

Avant la perforation. — N'instillez pas dans l'oreille, dans un but calmant, des huiles de jusquiame, camomille; elles ont l'inconvénient d'encrasser le conduit, sont des véhicules des germes septiques, et ne permettront pas de faire la paracentèse avec toute l'antisepsie désirable. A plus forte raison, abstenez-vous des lavages si souvent prescrits qui traumatisent inutilement le tympan, et qui ne lavent rien, puisqu'il n'y a rien à enlever à cette période.

Au moment de la paracentèse. — Ne vous contentez pas d'une simple piqûre, faites une *incision aussi large que possible*. Prenez garde de léser la corde du tympan, le facial, le fond de la caisse ; pour cela, immobilisez bien exactement la tête du malade, et, si c'est un enfant, recourez toujours à l'anesthésie générale.

Après la paracentèse. — L'otite aiguë suppurée ne demande qu'à guérir ; il suffit simplement de favoriser le drainage. Proscrivez encore à cette période les lavages, réservez-les aux cas de suppuration très abondante, et alors pratiquez-les avec la plus grande douceur. Il en est de même des *insufflations* par la trompe qui amènent une irritation de la caisse et du tympan (sauf parfois à la période terminale). N'entreprenez les pansements secs que quand l'écoulement est peu abondant et si vous êtes dans des conditions telles que vous puissiez les faire régulièrement.

Ne faites pas de *tamponnement serré* du conduit. La mèche laissée à demeure, et dont une des extrémités pend hors de l'oreille, doit être lâche et sera destinée avant tout à drainer le pus.

Enfin, s'il est indiqué de faire un traitement prophylactique et préventif, il ne faut jamais agir activement du côté du nez, cavum, pharynx, pendant la période inflammatoire de l'otite aiguë ; il faut remettre toute intervention chirurgicale après la guérison de l'otite ou au moins lorsque la phase inflammatoire aura disparu.

Otite moyenne purulente chronique.

L'otite moyenne purulente chronique est la plus grave des affections de l'oreille :

1° Au point de vue fonctionnel, parce que, fatalement, elle compromet la fonction de l'audition;

2° Au point de vue vital, parce qu'elle peut, tôt ou tard, amener des complications souvent mortelles.

Elle est d'autant plus grave qu'elle évolue la plupart du temps d'une façon tout à fait insidieuse.

Mais, pour désolante que soit cette affection, elle est d'une thérapeutique on ne peut plus consolante, puisqu'on arrive presque toujours, par les moyens dont nous disposons actuellement, à venir à bout d'une suppuration de l'oreille.

Étiologie. — a) Il n'y a guère que dans la *tuberculose* que l'otorrhée peut s'établir *chronique d'emblée*. Il s'agit tantôt simplement d'otite banale chez un tuberculeux ; tantôt d'une simple otite aiguë qui présente un caractère torpide à cause du mauvais terrain sur lequel elle évolue ; tantôt d'une otite véritablement tuberculeuse, sorte de greffe de pénétration du muco-pus contaminé à l'intérieur de la cavité du tympan, par l'intermédiaire de la trompe. Elle survient toujours chez des tuberculeux avancés.

b) Mais, la plupart du temps, l'otite purulente chronique est *secondaire à une otite aiguë*.

Différentes causes transformant la suppuration aiguë en suppuration chronique. — Ces causes peuvent être d'*ordre général*. C'est ainsi que, chez des sujets qui sont débilités, délicats, convalescents de fièvres graves, l'otite aiguë a les plus grandes tendances à devenir chronique. La scrofule, l'anémie, la syphilis héréditaire agissent dans ce sens ; dans le diabète, l'otorrhée a une tendance particulièrement traînante.

Les *lésions génératrices qui ont déterminé l'otite* peuvent, si elles ne sont point supprimées, empêcher la guérison de l'affection et amener son passage à la chronicité. C'est ce que l'on observe chez les adénoïdiens, dans les suppurations nasales, etc. Chez les enfants, ce sont souvent les altérations du naso-pharynx qui commandent toute la pathogénie des infections intra-auriculaires.

Mais, la plupart du temps, c'est à des *causes* purement *locales*, intra-auriculaires, que l'otite purulente doit de devenir chronique. C'est parce que l'on n'a pas fait le traitement bien dirigé contre l'otite aiguë que celle-ci devient chronique.

C'est ainsi qu'une perforation insuffisante ou trop haut placée ne peut pas drainer la caisse et amène le passage à la chronicité.

Comme Luc le dit très bien dans son remarquable travail sur les otorrhées chroniques (1), il y a lieu de tenir compte, non seulement des lésions de la caisse, mais aussi du siège des lésions, dans la pathogénie de la chronicité de l'otorrhée chronique. Par exemple, les lésions fongueuses osseuses se cantonnent volontiers dans ce que l'on appelle la logette des osselets, qui, à cause des ligaments fixateurs de ceux-ci, est mal conformée pour le drainage du pus qui y séjourne. Il en est de même lorsqu'elles se localisent dans les cellules mastoïdiennes qui avoisinent l'oreille.

Enfin la formation du cholestéatome, tumeur spéciale dont nous parlerons plus loin, est une des grandes causes de la chronicité de l'otorrhée.

Anatomie pathologique. — Les lésions dans l'otite suppurée chronique sont toujours très marquées.

Du côté de la muqueuse de l'oreille moyenne, on constate du gonflement et de l'infiltration de la muqueuse, puis la production d'ulcération et de *fongosités* plus ou moins abondantes.

(1) Luc, Leçons sur les suppurations de l'oreille et des sinus. J-B. Baillière et fils, 2e *édition*, 1912.

Il peut y avoir également accumulation de polypes, qui remplissent plus ou moins la caisse.

Puis, les lésions gagnent les parois osseuses. Il en résulte de l'*ostéite*, qui présente bientôt des caractères également fongueux, dont les altérations contribuent à entretenir la suppuration. La carie osseuse se porte du côté des osselets, du côté des parois de la caisse, principalement vers l'attique ou vers le recessus hypo-tympanique.

De véritables plaques osseuses peuvent être isolées des portions voisines, constituant des *séquestres*.

Ces lésions évoluent dans un sens très fâcheux, amenant dans l'oreille des altérations tout à fait irrémédiables ; elles peuvent déterminer des fistules attaquant parfois la région du facial, d'où névrites ou paralysies de ce nerf.

Dans quelques cas, on observe la marche de ces lésions vers la *guérison*, et le processus qui l'amène est un processus d'épidermisation. La muqueuse cylindrique vibratile est remplacée peu à peu par des cellules plates et par une surface sèche épidermique. C'est là un mode de guérison spontanée de l'otorrhée malheureusement peu fréquent.

D'autres fois, au contraire, ce travail d'épidermisation n'aboutit qu'à la formation de lamelles qui se reproduisent sans cesse et qui constituent finalement une sorte de tumeur de consistance tout à fait spéciale, à tendance sans cesse envahissante, à signification toujours très grave : c'est le **cholestéatome** (Voy. plus loin, p. 157).

Symptomatologie. — Symptômes fonctionnels. — L'otorrhée chronique se manifeste par des symptômes fonctionnels toujours peu marqués.

Rarement, les malades ressentent de la douleur, et l'on peut dire que ce n'est que dans des conditions un peu exceptionnelles, à la suite d'un réchauffement ou d'une poussée aiguë, ou lorsqu'il y a rétention du pus derrière un tympan mal perforé, que l'on observe des phénomènes douloureux.

Ceux-ci doivent retenir l'attention, car ils indiquent la menace de complications naissantes.

Autrement dit, l'otorrhée chronique par elle-même est presque indolore ; sinon, cela indique l'imminence de complications ; ces caractères tout spéciaux d'indolence amènent souvent l'indifférence des malades devant pareil mal.

La *surdité* est plus ou moins accentuée. Elle est d'ailleurs sujette aux plus grandes variations ; elle est très marquée, par exemple, dans l'otite scarlatineuse ou diphtérique. Elle varie d'un moment à l'autre. C'est ainsi que certains malades entendent moins bien par les temps humides que par une température sèche, et parfois avec un léger suintement de la muqueuse que lorsqu'il y a siccité de la caisse.

Elle est complète lorsque les lésions ont atteint le labyrinthe. Le malade se plaint alors de **vertiges**, qui peuvent être très prononcés, en particulier dans les formes dites labyrinthiques. L'examen au diapason montre que l'audition osseuse est conservée, le Weber est localisé du côté malade, alors que l'audition aérienne est presque nulle. Le Rinne est franchement négatif. Cependant, dans les cas graves, quand le labyrinthe est nécrosé, la formule est inverse.

Les *bruits subjectifs* perçus par le malade sont très variables ; ils ont souvent un timbre très bas.

Symptômes objectifs. — L'écoulement du pus par l'oreille est plus ou moins abondant. Quelquefois il est tout à fait insignifiant et il ne peut être distingué qu'avec le spéculum sous forme d'une petite gouttelette purulente, siégeant tout à fait au fond du conduit, et c'est de bonne foi que les malades vous disent qu'ils n'ont point d'écoulement d'oreille, alors qu'ils présentent des lésions très étendues.

La coloration de l'écoulement est variable, généralement gris jaunâtre ; l'odeur en est fétide, en particulier lorsque le pus séjourne dans l'oreille et lorsque le malade ne prend aucun soin de propreté. L'haleine peut être fétide lorsque l'écoulement passe dans le pharynx par la trompe.

L'*examen otoscopique* présente la plus grande importance pour le diagnostic de l'otorrhée, des différentes lésions que l'on y constate et pour l'établissement du pronostic et d'un traitement approprié.

Les *perforations du tympan* sont tout à fait variables comme nombre, comme siège, comme étendue. Généralement uniques, elles présentent des dimensions plus ou moins étendues, depuis celles d'une tête d'épingle jusqu'à la disparition totale de la membrane ; leur forme est arrondie, allongée, punctiforme, etc. (fig. 88 et 89).

Leur siège est tout à fait variable : tantôt elles occupent la région postérieure de la membrane, d'autres fois la membrane de Schrapnell (fig. 89), traduisant des lésions qui siègent dans la logette des osselets, avec ostéite de ceux-ci.

Lorsque le tympan est en majeure partie ou complètement détruit (fig. 90 et 91), on aperçoit des lésions au fond de la caisse, se traduisant par la présence de fongosités ou de véritables polypes, qui s'insèrent soit sur les parois de la caisse, soit sur les osselets atteints d'ostéite.

L'examen au stylet nous fait reconnaître la présence de surfaces fongueuses saignant au moindre contact et nous fait constater des points nécrosés, qui siègent au fond, sur le plancher ou à la voûte de la caisse, ou bien au niveau des osselets eux-mêmes, nécrose qui se cache sous des bourgeons charnus, mais que le stylet décèle aisément.

Cette exploration au stylet est indispensable pour reconnaître les lésions sous-jacentes de la muqueuse, mais elle est souvent douloureuse et doit être faite avec un instrument très souple (en argent), avec la plus grande légèreté de main et souvent après cocaïnisation.

Évolution. Marche. Durée. — L'évolution de l'otorrhée chronique est très différente suivant les cas.

L'écoulement purulent présente des périodes d'accalmie

et de recrudescence. Parfois, il semble arrêté pour repren-
dre avec une plus ou moins grande abondance. Il persiste
souvent pendant des années sous forme d'un écoulement

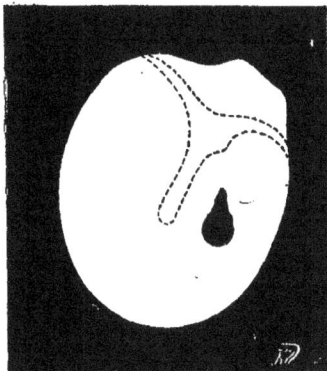

Fig. 88.

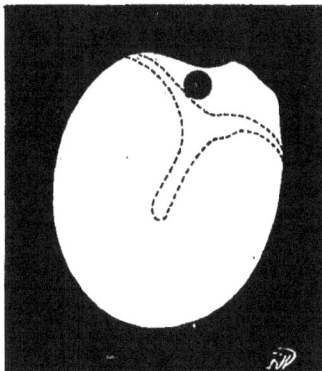

Fig. 89.

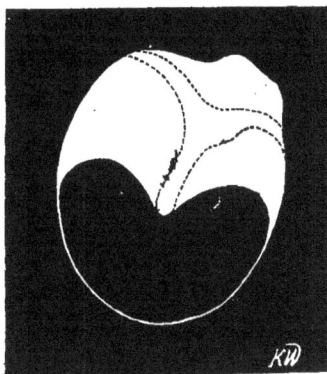

Fig. 90.

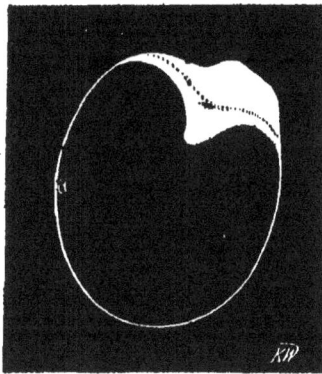

Fig. 91.

Fig. 88 à 91. — Différentes formes de perforation de la membrane du
tympan jusqu'à la destruction complète du tympan (fig. 91). La
figure 89 représente une perforation de Schrapnell.

tout à fait insignifiant : une simple « goutte auriculaire ».

GUÉRISON. — Ce n'est que très rarement que l'otorrhée
guérit spontanément. L'oreille se sèche par la disparition

de l'exsudat et l'épidermisation des parois atteintes de
suppuration.

Du côté du tympan, ce processus de guérison se traduit
de deux façons différentes : *ou bien la perforation reste
béante*, c'est ce qui se produit en particulier lorsque la perforation est large : les bords de celle-ci s'épidermisent et
elle laisse voir à travers elle le fond de la caisse qui est
sec et le promontoire à l'aspect blanc.

Mais lorsque les perforations ne sont pas très étendues,
elles aboutissent presque toujours à la *cicatrisation*. Ces
cicatrices donnent un aspect tout à fait particulier à la
membrane du tympan ; souvent adhérentes à la paroi profonde de la caisse, elles donnent au tympan une forme très
enfoncée, ombiliquée, et le spéculum de Siegle montre bien
cette immobilisation.

Complications. — Mais, le plus souvent, la suppuration chronique n'évolue pas sans incident, et à son décours
surviennent des complications intracérébrales souvent très
graves qui feront l'objet d'une étude spéciale : *paralysie
faciale, thrombose du sinus, méningite, abcès cérébral*
(Voy. plus loin). Celles-ci surviennent souvent dans un
réchauffement de l'otite à l'occasion d'un incident, d'un état
aigu (grippe, etc.).

Formes. — L'otite suppurée chronique présente différents modes dans son évolution.

Elle peut être plus ou moins traînante, ou au contraire
amener rapidement des complications, présenter une suppuration plus ou moins abondante, constituant autant de
formes différentes.

Mais il est plusieurs *formes* qui ont des symptômes et
des caractères tout à fait particuliers, qui méritent une
description spéciale : c'est l'otite suppurée de la cavité de
Schrapnell (attique), la forme cholestéatomateuse et la
forme tuberculeuse.

1° Suppuration de l'attique. — Nous savons que ces

otites s'ouvrent au niveau de ce que l'on appelle la membrane de Schrapnell, et la suppuration, dans ces cas, semble limitée à cette cavité.

La perforation est souvent difficile à découvrir, parce qu'elle occupe une région tout à fait supérieure et qu'il est toujours malaisé d'explorer le tympan à ce niveau.

Dans cette variété, la suppuration se trouve pour ainsi dire enkystée dans la partie supérieure de la caisse.

Les suppurations de l'attique n'ont que très peu d'influence sur l'audition, qui peut rester tout à fait normale; leur évolution est tout à fait insidieuse, et elles exposent le sujet aux plus graves complications.

2º **Forme cholestéatomateuse.** — Comme nous l'avons vu, le processus de guérison par épidermisation de la muqueuse de la caisse peut dévier et, au lieu d'aboutir à la formation d'un épiderme normal, il amène parfois la production d'une sorte de tumeur, de nature tout à fait spéciale, que l'on appelle le *cholestéatome.*

Le cholestéatome est composé de lamelles nacrées, blanches, emboîtées les unes dans les autres, qui tapissent tout le foyer suppuratif et qui renferment souvent à leur centre une portion ramollie, le tout baignant dans une suppuration fétide.

Si la tumeur est abandonnée à elle-même, elle se développe constamment, peut atteindre les dimensions d'une noix, et même davantage. Elle envahit successivement l'antre, la caisse et, par le travail de raréfaction osseuse qu'elle détermine autour d'elle, elle peut pénétrer la mastoïde et même dans la cavité cranienne, dénuder le sinus latéral, etc.

Comme on le voit, il s'agit d'une tumeur essentiellement *bénigne* de par sa constitution et tout à fait *maligne* de par son évolution.

Le développement du cholestéatome se fait presque toujours de façon *insidieuse*; il n'y a pas de *signes* qui en indiquent la présence dans l'otite suppurée ; d'autres fois, quelques symptômes semblent caractéristiques. C'est ainsi qu'on a signalé de la céphalée, des vertiges, de la fièvre, des nausées.

La fétidité persistante d'un écoulement d'oreilles en particulier, malgré les soins antiseptiques rigoureux, doit faire penser à la présence d'un cholestéatome dans les cavités mastoïdiennes.

Mais le *diagnostic* ne peut être posé de façon sûre que lorsque l'on enlève de la caisse avec la pince les lamelles nacrées caractéristiques ou lorsque l'on constate la présence de celles-ci dans l'eau du lavage, en particulier lorsque l'on se sert de la canule de Hartmann qui ramène des parcelles cholestéatomateuses des régions supérieures de la caisse ou de l'aditus.

Le *pronostic* du cholestéatome est, on le conçoit, particulièrement grave, d'une part à cause des caractères tenaces de cette complication et d'autre part à cause des perforations toujours possibles vers la cavité cranienne, et des phénomènes infectieux et des complications craniennes qui ne tardent pas à en résulter.

Le cholestéatome *peut guérir spontanément*, et il a été donné à tous les auristes de constater de véritables cavités d'évidement produites artificiellement par cette tumeur. Mais c'est là un mode de terminaison sur lequel il ne faut pas trop compter, ni baser des espérances optimistes, et le *traitement* du cholestéatome doit être particulièrement sévère. Sans s'attarder aux moyens médicaux, il faut faire d'emblée une intervention soit limitée à la caisse, si le cholestéatome y est uniquement cantonné, soit étendue à la mastoïde s'il a envahi cette cavité.

3º **Forme tuberculeuse.** — L'*otite moyenne tuberculeuse* évolue d'une façon très insidieuse et d'une manière tout à fait sourde.

A l'examen du tympan, on constate parfois de petits

tubercules miliaires caséifiés dans l'épaisseur même de la membrane.

Il n'y a jamais de douleur ; l'écoulement est toujours très abondant.

L'otite tuberculeuse n'a pas de tendance à guérir, persiste indéfiniment et présente des lésions ulcératives.

Pronostic. — Le pronostic de l'otorrhée chronique, comme on le voit, est tout à fait variable.

Il est évident que si les lésions sont limitées, et si le traitement est bien dirigé, le pronostic sera particulièrement bénin ; mais, la plupart du temps, il s'agit d'affections auxquelles on n'aura pas attribué la gravité qu'elles comportent, que l'on a traitées par le mépris et qui peuvent amener les plus grands désordres.

Au point de vue fonctionnel, c'est la surdité à plus ou moins brève échéance, et si la surdité est double, chez les enfants très jeunes, il en résultera de la surdi-mutité.

Au point de vue vital, on peut voir survenir des complications intracraniennes, de la mastoïdite, etc.

Le siège de la perforation permet, dans une certaine mesure, de fixer le pronostic. Une perforation petite, mal placée pour le drainage, menace de faire passer l'otite à la chronicité. De même celle de la membrane de Schrapnell indique un foyer particulièrement dangereux pouvant atteindre les enveloppes cérébrales.

Les poussées de rétention et les poussées aiguës sont tout à fait redoutables au cours d'une affection chronique. Il en est de même de celles qui surviennent sur des terrains débilités, dans la convalescence des maladies infectieuses.

Diagnostic. — Le diagnostic de la forme ordinaire d'otorrhée chronique est tout à fait facile.

Lorsque l'écoulement est peu abondant, il est parfois malaisé de le rapporter à sa véritable cause.

C'est ainsi qu'en particulier il est assez difficile de faire le *diagnostic des perforations tympaniques*. On utilisera l'aspiration, le massage pneumatique qui amène l'issue de quelques gouttes purulentes à leur niveau. L'épreuve de Valsalva peut être utilisée, faisant entendre un sifflement spécial à travers la perforation quand elle est étroite.

Chose très difficile à comprendre, il est parfois impossible de savoir si l'on a affaire, à travers une large perforation, au fond de la caisse ou à la membrane tympanique, surtout lorsque celle-ci est à peu près complètement détruite. Le fond de la caisse, en effet, présente un aspect blanc bleuâtre, que l'on peut prendre à première vue pour la membrane tympanique. Le diagnostic se fera par exemple par la constatation d'un débris de marteau qui fait saillie nettement au fond de la cavité tympanique. En outre, en regardant les bords des restes de membrane, on peut voir nettement leur insertion *au niveau de l'anneau tympanique* ; l'exploration au stylet nous renseigne sur la consistance toute particulière au fond de la caisse. Enfin, l'auscultation pendant l'épreuve de Valsalva nous fait entendre le bruit tout à fait caractéristique de la perforation tympanique.

Nous ne parlerons que pour mémoire de la confusion possible d'une otorrhée chronique avec un écoulement dû à l'*otite externe*. Il suffit, pour faire le diagnostic, d'examiner l'oreille au spéculum.

Il convient aussi de faire le *diagnostic des lésions*, de reconnaître le siège des polypes et des granulations, les foyers d'ostéite qui donnent au stylet une sensation toute spéciale. Tous ces renseignements sont utiles pour établir le pronostic et le traitement approprié.

Traitement. — Le traitement doit être institué de façon très sévère ; il doit être à la fois local et général.

1º **Traitement local.** — Il doit être aussi simpliste que possible et *avant tout conservateur*. Il faut autant que possible essayer de tarir l'otorrhée sans opération importante ; comme dans tout abcès, il faut essayer de remplir les indications suivantes.

a. TRAITER LES LÉSIONS CAUSALES. — Les **granulations, fongosités** qui entretiennent la suppuration seront détruites par des cautérisations au chlorure de zinc au 1/20, au nitrate d'argent ou mieux à l'acide chromique en solution au 1/40 quarantième. On touche légèrement les surfaces fongueuses avec le caustique que l'on a choisi.

Les POLYPES sont enlevés avec l'anse ordinaire après

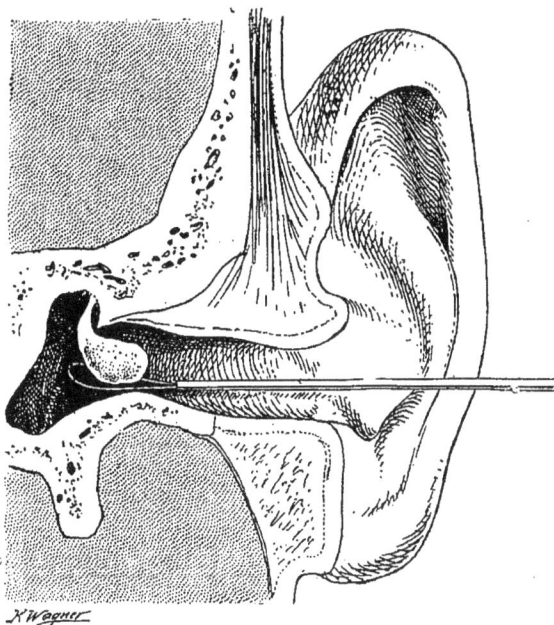

Fig. 92. — Ablation de polype d'oreille dans l'otite suppurée (1er temps).

insensibilisation préalable (fig. 92 et 93), ou mieux mortifiés par des attouchements à l'acide chromique dilué.

S'il y a des foyers d'OSTÉITE, soit pariétale, soit ossiculaire, on peut en venir à bout par des attouchements répétés au chlorure de zinc.

GUISEZ, *2e édit.*   III. — 11

Mais assez souvent ces lésions ne guérissent pas par des pansements simples, et une intervention est nécessaire, soit le *curage de la caisse* et l'*ablation des osselets* lorsque les lésions sont limitées à la caisse, soit l'*évidement pétro-mastoïdien* quand elles atteignent également la

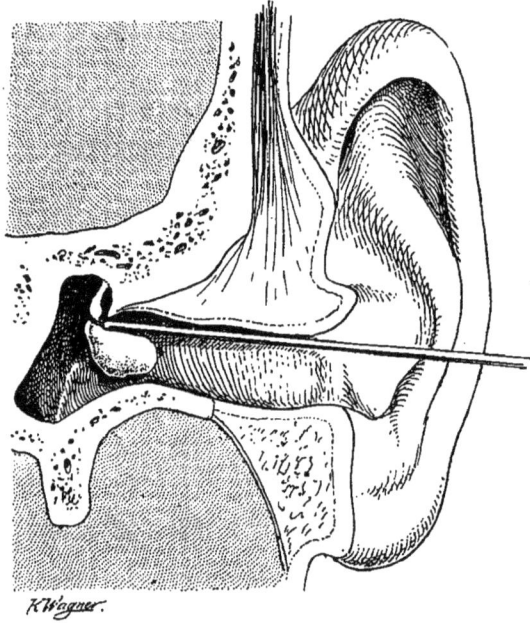

Fig. 93. — Ablation de polype d'oreille dans l'otite suppurée (2ᵉ temps).

mastoïde. Le cholestéatome commande toujours d'emblée ces interventions.

b. FACILITER L'ÉVACUATION DU PUS ET FAVORISER LE DRAINAGE. — Pour cela, débarrasser le conduit de tout ce qui empêche le libre écoulement du pus, bouchon de cérumen, magmas purulents, desquamations épidermiques par des lavages bien faits. Agrandir la perforation si elle paraît insuffisante ou mal placée pour le drainage. Lorsque l'écoulement n'est pas très abondant, laisser à demeure dans le conduit une mèche de gaz absorbante mise au contact de la caisse et sortant par le conduit qui draine par capillarité.

c. DÉSINFECTION DE LA CAVITÉ AUDITIVE. — Elle est réalisée en ordonnant au malade des instillations de glycérine phéniquée au 1/40 ou d'eau oxygénée à 12 volumes sous forme de bains tièdes trois fois par jour. Dans la région peu accessible de l'attique, on fera des lavages à la fois antiseptiques et dissolvants avec la canule de Hartmann. Des instillations avec un des liquides suivants seront indiquées :

Acide picrique... .... 1 gramme.
Eau distillée............... .... 30 grammes.

Acide chromique................... 1 gramme.
Eau distillée...................... 50 grammes.

Argyrol au 1/20.

d. ESSAYER DE SÉCHER LA SUPPURATION. — A l'aide de poudres insufflées dans la caisse, poudres que l'on choisira de préférence solubles ; la poudre d'acide borique est généralement employée et donne les meilleurs résultats. L'usage de poudres insolubles forme rapidement un magma qui remplit le fond de l'oreille ; cependant, dans certains cas avec lésions septiques, la poudre d'iodoforme rend de grands services.

Technique d'un pansement pour otite non compliquée. — Bain d'eau oxygénée de dix minutes. Sécher l'oreille avec de la ouate hydrophile. Insuffler de la poudre d'acide borique, laisser une mèche peu tassée dont une des extrémités sera placée au niveau de la perforation ; un tampon d'ouate complète le pansement.

Renouveler ce pansement tous les deux jours.

Quand la poudre reste sèche au moment de l'ablation de la mèche, la guérison est obtenue.

2º **Traitement causal et général**. — Rechercher dans
le nez, le cavum, les lésions qui, par la communication
de la trompe avec l'oreille, entretiennent la suppuration,
et les supprimer avant tout traitement : il est commun
de voir des otorrhées, en particulier chez les enfants, guérir
après un nettoyage du cavum.

Chez les lymphatiques et les scrofuleux, la vie au grand
air les tonifie et contribue à la guérison de cette affection.

De même le traitement spécifique sera institué en cas
de syphilis.

3º **Traitement consécutif**. — Enfin, une fois guéri,
l'otorrhéique sera soumis à une hygiène auriculaire sévère.

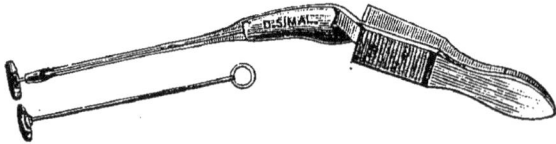

Fig. 94. — Tympan artificiel de Toynbee.

Son oreille sera surveillée et revue tous les cinq ou six
mois pendant plusieurs années. On lui recommandera de
ne jamais mettre d'eau dans l'oreille : les bains froids, les
bains de mer en particulier ramènent tous les ans des
récidives d'otite; la gorge et le cavum seront également
rigoureusement soignés.

Pour *améliorer l'ouïe*, bien peu de choses sont à essayer.
Cependant, lorsque le tympan est détruit, le port d'un
tympan artificiel (fig. 94), consistant parfois en une simple
boulette de coton hydrophile aplatie, peut donner une
audition meilleure.

Ce qu'il faut éviter. — Traiter l'otorrhée sans avoir
examiné l'oreille, constaté les lésions intra-auriculaires :
polypes, points osseux cariés, état des osselets, état du
rhino-pharynx (adénoïdes, etc.).

Otite moyenne chronique sèche.

On décrit sous le nom d'otites moyennes sèches, des affections chroniques de l'oreille dont le caractère anatomique principal est l'*absence d'exsudat*, et qui, au point de vue clinique, sont marquées par de la surdité, des bruits subjectifs et des vertiges.

Mais il y a lieu de distinguer, dans ce grand groupe, deux variétés bien distinctes : l'otite *adhésive* et l'otite *scléreuse*.

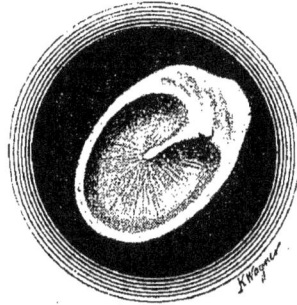

Fig. 95. — Rétraction de la membrane du tympan par le vide intra-auriculaire.

L'otite adhésive est une affection d'ordre local, à origine presque toujours rhinopharyngée, qui atteint principalement l'oreille moyenne et y reste cantonnée.

Au contraire, l'otite scléreuse est une affection qui semble relever d'un état général particulier et qui atteint principalement la capsule labyrinthique ; on voit donc que ces deux groupes d'otites ont des caractères étiologiques et anatomiques tout à fait distincts.

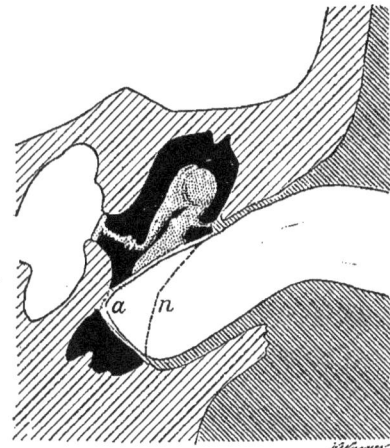

Fig. 96. — Otite adhésive. — Adhérence du tympan avec le fond de la caisse.

OTITE MOYENNE ADHÉSIVE OU SCLÉREUSE SECONDAIRE. — C'est, peut-on dire, l'une des affections de l'oreille les plus fréquentes.

Étiologie. — Le plus souvent, elle succède à des poussées d'otite moyenne catarrhale mal soignées qui récidivent sans cesse et donnent finalement naissance au processus de l'otite moyenne adhésive. C'est l'aboutissant naturel de l'otite catarrhale chronique.

Toutes les causes d'inflammation de la gorge susceptibles de se transmettre à l'oreille par la trompe pourront être mises en ligne de compte. Les lésions du nez, les végétations adénoïdes jouent un grand rôle dans son étiologie. Les affections générales organiques, et en particulier celles qui dépendent de l'arthritisme, et la syphilis, les traumatismes constitueront des conditions favorables à son développement.

C'est une affection qui atteint surtout l'âge moyen et la vieillesse. L'hérédité joue un rôle évident, ou, plutôt, c'est l'hérédité des lésions nasales et pharyngées qui retentit sur l'oreille moyenne; l'alcool et le tabac peuvent être justement incriminés.

Anatomie pathologique. — Lorsque l'on examine la caisse d'un malade atteint d'otite adhésive, on constate une muqueuse qui présente un aspect fibreux cicatriciel, blanc ou grisâtre; des brides fibreuses vont d'un osselet à l'autre ou aux parois de la caisse.

La chaîne des osselets subit une ankylose fibreuse ou osseuse, suivant l'ancienneté de l'affection. Ils se soudent entre eux et adhèrent aux parois de la caisse. La membrane de la fenêtre ronde s'épaissit, se recouvre de brides fibreuses et se trouve immobilisée. Les muscles des osselets s'atrophient ou subissent aussi la transformation fibreuse. L'étrier s'ankylose bientôt complètement avec la fenêtre ovale, ce qui compromet à tout jamais la fonction auditive.

La membrane du tympan est plus ou moins épaissie et devient scléreuse. Des infiltrations calcaires ou osseuses s'incrustent dans son épaisseur.

Symptomatologie. — Symptômes subjectifs. —
A. Les malades se plaignent au début surtout de la surdité.
Celle-ci s'établit de façon tout à fait insidieuse et souvent
passe inaperçue pendant longtemps, car elle est la plupart
du temps unilatérale.

Elle a pour caractère d'être plus sensible pour les sons
graves que pour les sons aigus. Variable avec les poussées
d'inflammation aiguë du naso-pharynx, elle augmente
avec la fatigue auditive, elle est plus marquée pendant les
temps humides que pendant les temps secs et pendant
l'hiver que pendant l'été. Elle présente aussi comme caractères d'être progressive et d'augmenter avec l'âge.

Certains sourds atteints d'otite adhésive entendent mieux
dans le bruit que dans le silence ; c'est ce que l'on appelle
la **paracousie de Willis**.

L'orientation des sons est souvent troublée ; il est
impossible pour eux de reconnaître si un son vient de droite
ou de gauche.

B. Un symptôme qui est souvent très pénible pour de
pareils malades, ce sont les *bruits subjectifs* qui accompagnent ou suivent la surdité, et sont souvent désignés
sous le nom de *bourdonnements*.

Leurs caractères sont très variés; ils sont plus ou moins
aigus et peuvent être comparés à des sifflements, des
bruits de frelons, de jet de vapeur. Les malades les
entendent dans toute la partie correspondante de la tête.
Ces bruits sont quelquefois synchrones à la diastole
artérielle, ressemblant à de véritables pulsations.

C. On doit rechercher avec soin les *vertiges*, parce que,
la plupart du temps, le malade n'attire pas immédiatement
l'attention du médecin de ce côté.

Les vertiges auriculaires ont des caractères tout spéciaux :
ils peuvent consister en de simples éblouissements, qui ne
durent qu'un instant, et qui passent instantanément.
D'autres fois, ils persistent plus longtemps et le malade

est obligé de s'accrocher aux meubles environnants ; ils peuvent même s'accompagner de nausées et de vomissements, présentant le tableau complet du vertige de Ménière.

Comme autre symptôme subjectif, signalons une sorte de sensation de plénitude, de gonflement dont se plaignent les malades du côté de l'oreille.

Les *épreuves de l'ouïe* donnent les résultats suivants : le diapason vertex est mieux entendu du côté de l'oreille malade que du côté sain (le Weber est latéralisé du côté malade) ; le *Rinne* est négatif (c'est-à-dire que le sujet entend mieux le diapason osseux que le diapason aérien). L'*épreuve de Gellé* nous renseigne sur la plus ou moins grande ankylose de l'étrier.

Signes objectifs. — L'aspect otoscopique de la membrane du tympan est toujours assez modifié.

Il prend une teinte grise, blanc opaque ; sa surface est dépolie et le triangle lumineux disparaît. Des plaques calcaires peuvent être observées dans son épaisseur ; il existe souvent une sorte d'enfoncement tout spécial du tympan, qui se trouve collé contre la paroi osseuse profonde. Cet enfoncement est dû en partie à la raréfaction de l'air dans la caisse, et est accentué par les synéchies qui unissent cette membrane aux parois de la caisse. Le manche du marteau est saillant, et son apophyse externe proémine en dehors ; les plis antérieurs et postérieurs sont toujours très marqués.

A l'aide du spéculum de Siegle, on constate que le tympan est en partie immobilisé.

Enfin l'examen sera complet lorsque l'on se sera, avec le cathéter, rendu compte de la plus ou moins grande obstruction de la trompe.

Marche. Durée. Évolution. Pronostic. — La marche de l'otite adhésive est, peut-on dire, fatalement progressive ; lorsque le malade s'aperçoit de sa surdité, elle est déjà très avancée.

Il y a cependant des périodes de rémission parfois assez longues; les maladies intercurrentes, les inflammations aiguës de la gorge lui donnent un regain d'activité.

Le pronostic est, comme on le voit, grave, et le malade est très gêné, non seulement par sa surdité, mais aussi par des bourdonnements qui entravent sa profession, influent sur son caractère, et amènent chez lui une dépression et une mélancolie toutes spéciales.

Diagnostic. — Le diagnostic est, comme on le voit, très facile.

On ne confondra pas l'otite adhésive avec les autres affections qui déterminent la surdité : avec la *surdité labyrinthique* dont nous verrons les caractères ; avec l'otite *moyenne catarrhale* exsudative, car alors la membrane est plus terne, l'auscultation fait entendre des bulles d'air et l'aspect du tympan est tout à fait différent.

Traitement. — Le traitement doit s'adresser avant tout à la cause.

1° **Traitement étiologique.** — Comme l'otite adhésive a une origine la plupart du temps rhino-pharyngée, il faut rechercher dans le nez et le rhino-pharynx s'il n'existe point une cause déterminante du catarrhe et consécutivement des poussées d'otite aiguë et ultérieurement de l'otite adhésive. Il faudra supprimer les végétations, enlever les éperons et les queues de cornet, tout ce qui amène et entretient l'inflammation dans le nez et le pharynx.

2° **Traitement local.** — Mais le traitement doit viser aussi les lésions locales, qui, dans les cas récents, pourront être combattues par un traitement bien approprié.

Il aura essentiellement pour but de rendre à l'oreille moyenne ses fonctions ; il faut, pour cela, remplir les deux conditions suivantes :

1° Faire que *la trompe redevienne perméable* et que l'oreille s'aère régulièrement ;

2º Faire que *la chaîne des osselets récupère sa mobilité* pour transmettre les vibrations tympaniques à la membrane de la fenêtre ovale, et, pour cela, il est nécessaire de détruire les adhérences qui unissent les différentes parties de la caisse entre elles.

Pour y arriver, le traitement *sera avant tout médical*, et le moyen le plus facile, qui remplit le mieux les desiderata que nous venons d'énumérer, ce sont les *insufflations d'air par la trompe d'Eustache*, soit par le procédé de Politzer, soit à l'aide de la sonde d'Itard, dont nous avons décrit plus haut la technique.

Disons seulement ici que le procédé de Politzer est surtout applicable chez les enfants ; mais chez l'adulte, à cause de la grande capacité du pharynx, il est la plupart du temps insuffisant et le cathétérisme est indispensable.

Il est parfois nécessaire, lorsque la trompe est obstruée, d'ajouter au cathétérisme simple le *bougirage*; pour rendre à la trompe sa perméabilité par l'introduction de bougies en gomme.

Les séances de cathétérisme seront renouvelées tous les deux ou trois jours, et continuées pendant une quinzaine. Si, au bout de cette période, il y a une amélioration, il sera indiqué, après un léger repos, de refaire une nouvelle série d'insufflations, sinon il vaut mieux cesser, car on n'obtiendra rien par un pareil traitement.

On associe très souvent au cathétérisme avec la sonde les *massages du tympan*. Ceux-ci se font par raréfaction et compression de l'air dans le conduit, avec le spéculum de Siegle, soit avec la poire de Politzer munie de l'embout de Gellé, soit, mieux, avec l'aspirateur de Delstanche (fig. 97).

Le massage ne doit être fait que lorsqu'il y a perméabilité bien dûment constatée de la trompe, et lorsque la membrane du tympan n'est pas relâchée.

Mais ce traitement est en réalité bien souvent insuffisant; lorsqu'il existe des adhérences fibreuses, il ne rend aucun service ; aussi s'est-on ingénié à trouver des moyens pour détruire ces adhérences, ces brides, qui gênent le fonctionnement de l'oreille moyenne, et c'est ainsi que l'on a injecté dans l'oreille des *liquides qui ont pour but de ramollir les tissus fibreux.*

Sans parler des nombreuses substances qui tour à tour ont été proposées, puis rejetées (injections d'huile, d'éther, d'iode, injections de vapeur médicamenteuse), nous ne nous

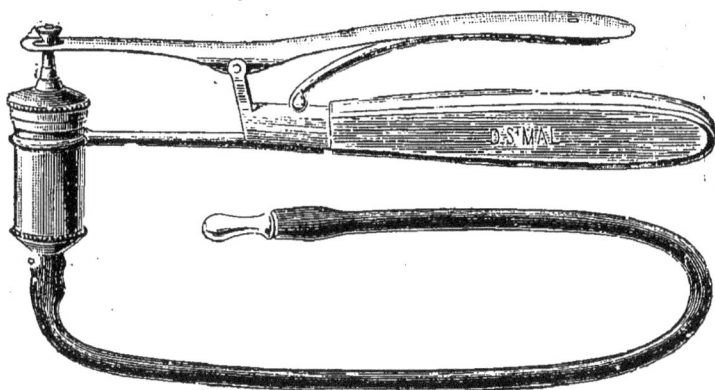

Fig. 97. — Raréfacteur de Delstanche.

arrêterons ici qu'à une variété d'injections, qui, dans ces derniers temps, semble avoir rendu quelques services; nous voulons parler des injections de *thiocinamine*.

Après avoir lu les travaux qui ont été publiés par Lermoyez et Mahu (1) concernant le traitement de l'otite adhésive par la thiocinamine, nous l'avons appliqué nous-même à plusieurs malades qui en étaient justiciables ; nous leur avons injecté par la trompe à plusieurs reprises, à des intervalles de cinq à six jours, quelques gouttes de solution

(1) Voy. *La Presse médicale,* mai 1908.

de thiocinamine à 15 p. 100. Nous avons pu constater, sur cinq malades sur sept soumis à ce traitement, une amélioration manifeste, amélioration qui s'est traduite par l'augmentation de l'ouïe, par la diminution des bourdonnements et aussi par la disparition de cette sensation spéciale de plénitude qui est souvent si gênante dans l'otite adhésive.

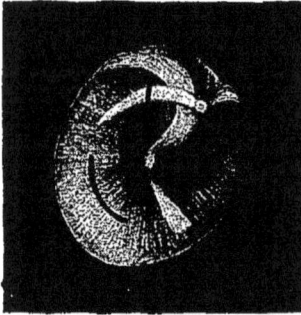

Fig. 98. — Tympan droit. Incision sur le pli postérieur de la membrane et incision inférieure (le manche du marteau est représenté en position normale).

TRAITEMENT CHIRURGICAL. — Nous ne dirons que quelques mots du traitement chirurgical, qui tour à tour a été proposé, puis abandonné par les différents auteurs. Il consiste soit en *plicotomie*, c'est-à-dire en incision avec un bistouri spécial du pli postérieur du tympan, soit en *synéchotomie* ou en *perforation du tympan*, permettant aux ondes sonores de venir frapper directement le fond de la caisse, ou enfin en *ablation des osselets*. Mais, en réalité, le traitement chirurgical n'a pas donné de résultats constants.

OTITE SCLÉROSANTE PRIMITIVE OU OTITE SCLÉREUSE. — **Étiologie**. — Contrairement à l'otite adhésive, l'otite scléreuse est une affection d'*ordre plutôt général*; il s'agit ici plutôt de troubles trophiques.

L'*arthritisme*, la *goutte* jouent un grand rôle dans son développement, mais c'est surtout l'*hérédité* qui a la grande part dans l'étiologie de la sclérose; c'est elle qui donne le plus grand nombre de surdités familiales.

Plus fréquente chez la femme que chez l'homme, elle débute souvent chez les jeunes sujets, entre l'âge de vingt et trente ans.

Anatomie pathologique. — Les lésions de l'otite scléreuse sont *au début circonscrites à la paroi labyrinthique de la caisse*, et la lésion la plus typique c'est l'ankylose de l'étrier. D'après Politzer, il s'agit d'une transformation de la capsule labyrinthique en tissu osseux au voisinage de la fenêtre ovale avec envahissement progressif de celle-ci et de la platine de l'étrier.

L'otite scléreuse est donc une affection qui atteint surtout la capsule labyrinthique et ultérieurement envahit plus ou moins l'oreille interne. Le plus souvent, la muqueuse de la caisse est intacte.

Symptomatologie. — **Symptômes subjectifs.** — Les symptômes subjectifs sont à peu près les mêmes que ceux que nous avons décrits à propos de l'otite adhésive.

Les *bruits subjectifs* sont toujours très marqués ; les *vertiges* sont très accusés et très fréquents ; la *surdité* présente, comme dans l'otite adhésive, un début insidieux, mais sa marche est généralement très rapide et aboutit promptement à la perte complète de l'ouïe.

Les deux oreilles sont toujours prises presque simultanément.

Les épreuves de l'ouïe se caractérisent par le Rinne négatif et le Weber latéralisé dans l'oreille malade. Le Schwabach est prolongé ; l'épreuve de Gellé a une grande valeur, car elle indique l'ankylose plus ou moins grande de l'étrier.

Mais si l'oreille interne est envahie par le processus de sclérose, le Rinne redevient positif et le Weber n'est plus latéralisé du côté malade.

Signes objectifs. — A l'examen du tympan, on constate que la membrane est tout à fait normale ; elle est lisse, son triangle lumineux a gardé sa coloration gris-perle.

Les trompes sont tout à fait perméables.

Pronostic. Marche. Durée. — Le pronostic de cette forme est grave, d'autant plus que la surdité s'accompagne toujours de bourdonnements et de vertiges.

Traitement. — 1° **Traitement local.** — *Ce qu'il ne faut pas faire.* — Autant il est indiqué d'intervenir dans les processus adhésifs, ou, du moins, dans certains d'entre eux, en particulier dans les cas récents, autant il faut être prudent et réservé lorsqu'on a affaire à la sclérose.

Le traitement local sera très sévèrement proscrit, car il est non seulement inutile, mais la plupart du temps nuisible ; c'est ainsi que les douches d'air, le cathétérisme peuvent déterminer des bourdonnements et des vertiges qui n'existaient pas auparavant.

La seule chose que vous serez autorisés à faire, c'est le *massage aspiratif du tympan*, pouvant attirer l'étrier en dehors et diminuer d'autant son adhérence et son enfoncement dans la fenêtre ovale.

En tout cas, ce traitement devra être fait avec la plus grande circonspection, et cesser au moindre symptôme pénible accusé par le malade.

L'électricité, préconisée par quelques auteurs sous forme de courants continus, ne donne que rarement des résultats bien appréciables sur l'ouïe et sur les symptômes pénibles.

On devra se contenter, au point de vue local, d'un traitement uniquement palliatif.

2° **Traitement palliatif.** — Et c'est surtout contre les symptômes pénibles que le traitement sera dirigé.

Contre les bourdonnements, on donnera soit une médication bromurée, soit une solution de teinture d'aconit suivant cette formule :

> Teinture de racines d'aconit........ 5 grammes.
> Sirop d'écorces d'oranges.......... 300   —
> Une cuillerée à café trois fois par jour, de préférence entre les repas (Lermoyez).

Contre les vertiges, on indiquera un traitement tout spécial, dont nous parlerons à propos du vertige de Ménière.

L'audition ne peut guère être améliorée que par le port d'appareils spéciaux (fig. 99 et 100).

3º **Traitement général.** — Enfin, on n'oubliera pas de soigner l'hygiène générale, d'administrer au malade des

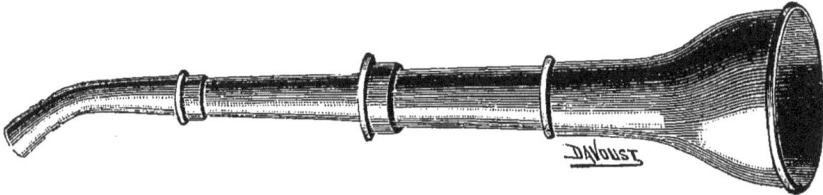

Fig. 99. — Acoustiques en métal.

dérivatifs intestinaux. On évitera également tout ce qui peut congestionner, les mets épicés, l'abus des farineux, et l'on a vu quelquefois les malades obtenir de l'amé-

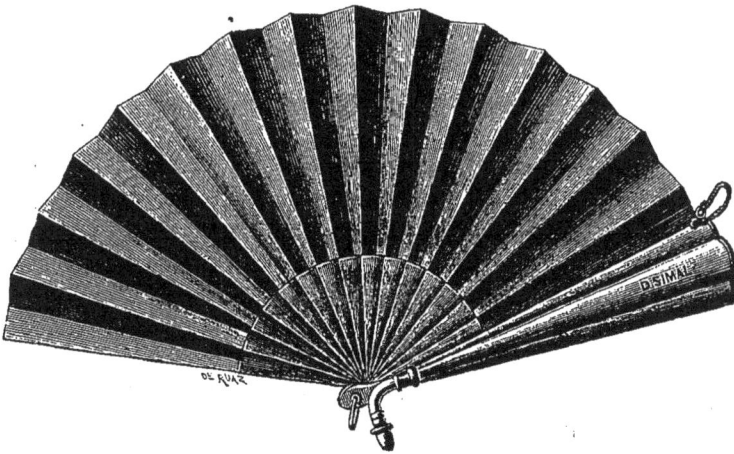

Fig. 100. — Éventail acoustique.

lioration par un régime lacté ou un régime végétarien.

Si l'arthritisme est en jeu, on prescrira l'iodure de potassium. Si le malade est goutteux, on lui donnera des alcalins ; on peut recourir avec succès, soit à l'iodure

à petites doses, soit au bromure, pour calmer les bourdonnements.

MALADIES DE L'APOPHYSE MASTOÏDE

Ainsi que nous l'avons vu, l'*antre mastoïdien* participe
toujours à la suppuration de l'oreille : chaque fois qu'il
y a otite, il y a également *antrite*, mais, de cette cavité,
l'infection peut gagner les autres cellules de la mastoïde
et constituer alors la *mastoïdite*.

La mastoïdite affecte une forme aiguë ou une forme
chronique, celle-ci coïncidant avec l'évolution d'une otite
chronique.

Mastoïdite aiguë.

Étiologie. — 1° Les mastoïdites aiguës sont la plupart du temps *consécutives* aux otites aiguës. Cependant,
on les voit survenir au décours des otites chroniques, sous
l'influence de nouvelles inflammations qui ramènent le
réchauffement de l'otite.

Dans les deux cas, la *rétention* à l'intérieur de l'antre
est le principal agent du développement de la mastoïdite.
Celle-ci peut être produite par la difficulté de l'écoulement
du pus, soit au niveau du conduit auditif (furoncle et
cérumen), soit par une perforation insuffisante du tympan,
soit encore par une obturation mécanique de l'aditus ad
antrum amenée par du gonflement de la muqueuse ou la
production de polypes dans cet étroit canal.

Mais il faut tenir compte également de la *virulence microbienne* qui joue un grand rôle dans l'extension de la
suppuration aux cavités mastoïdiennes ; c'est ainsi que
l'on constate, surtout dans les épidémies de grippe, l'envahissement presque simultané de l'oreille et de la mastoïde, alors que la paracentèse a été faite de façon hâtive
et qu'on ne peut certes pas incriminer de phénomènes

mécaniques de rétention. De même la moindre résistance de l'organisme, la convalescence des maladies infectieuses, les dyscrasies, le diabète facilitent le développement de la mastoïdite.

2º Mais, à part cette forme secondaire de la mastoïdite, il semble exister des *formes primitives* ; l'infection se fait alors par voie sanguine, c'est la forme de l'ostéomyélite, de la tuberculose; mais, même dans ce cas, n'est-il pas admissible de penser qu'il y a eu d'abord otite très légère, que l'inflammation a passé dans la mastoïde très rapidement sans laisser de traces dans l'oreille? Cette particularité semblerait fréquente dans les otites à pneumocoques.

Anatomie pathologique. — Mécanisme. — Il faut tout d'abord avoir bien présente à l'esprit cette notion que l'antre est toujours pris dans l'otite : il y a toujours antrite sans qu'il y ait forcément mastoïdite. Celle-ci n'est constituée que lorsque les autres cellules de la mastoïde se prennent. Chaque fois qu'il y a rétention dans l'antre, l'aditus étant obstrué, il y a vase clos dans l'antre et fusion du pus vers les cellules. Exceptionnellement, sans qu'il y ait rétention dans l'antre, la mastoïde peut être prise *d'emblée*; il y a alors *ostéomyélite mastoïdienne*.

Les cellules de la mastoïde se prennent successivement. Or, nous savons que celles-ci occupent différents points de l'apophyse mastoïde, séparés par des ponts d'os compacts, qu'elles peuvent siéger quelquefois en des endroits très éloignés (*cellules aberrantes*), diffusant l'infection en des portions osseuses très écartées de l'oreille.

Ce sont là des faits qu'il faut bien avoir présents à l'esprit au moment de l'intervention.

Lorsque l'abcès mastoïdien est formé, comment le pus va-t-il chercher à s'écouler? Il pourra le faire *par la voie naturelle*, c'est-à-dire par l'aditus, l'oreille et le conduit auditif. C'est là un mode de guérison spontanée, peut-on dire, de la mastoïdite. Mais, s'il survient une cause de rétention par obturation de l'aditus, *le pus va chercher à se frayer un chemin au dehors.*

Le pus pourra, pour s'extérioriser, prendre cinq directions différentes :

1° Il peut **se diriger en dehors** vers la peau ; c'est la règle chez l'enfant dont la corticale est mince et chez les adultes qui ont des apophyses très pneumatiques. L'os se laisse rompre et donne naissance à un abcès sous-cutané, et ultérieurement à une fistule.

2° **Se diriger en avant**, vers le conduit auditif ; après avoir envahi les cellules limitrophes, il décolle les téguments et arrive à refouler la paroi postérieure du conduit.

3° **Vers le cou** ; il se fraie alors une voie en bas et en dedans, fuse en arrière et au devant du sterno-mastoïdien, donnant lieu à une forme spéciale que nous décrirons à part, la « mastoïdite de Bezold ».

4° Il peut aussi **se diriger en haut, vers le crâne**, trouant le plafond de l'attique ou de l'antre, qui est toujours fragile, parfois même déhiscent, et amenant alors des abcès extraduraux et cérébraux, ou de la méningite.

5° Ou encore **se diriger en dedans et en arrière**, vers le *sinus latéral* et la *fosse cérébrale* (phlébite et abcès du cervelet).

Symptomatologie. — Le *début* de la mastoïdite peut être long et insidieux, se constituant progressivement au décours d'une otite ; mais, généralement, l'envahissement de la mastoïde est indiqué par des signes locaux et par des signes généraux qui attirent rapidement l'attention du côté de cet os.

Signes fonctionnels. — Comme signes locaux, celui qui frappe le plus est la *douleur.* Celle-ci est généralement très marquée ; elle siège au niveau de l'apophyse, irradie dans toutes les parties de la moitié correspondante de la tête, se manifestant sous forme de tension, d'élancements, de pesanteurs, plus marqués ; la nuit, empêchant tout sommeil. Il y a en plus de la céphalée généralisée, sans rapport précis avec la région mastoïdienne (fig. 101 et 102).

Cette douleur ressemble assez, comme on le voit, à celle de l'otite aiguë simple ; elle a une signification particulière lorsqu'elle réapparaît au décours d'une otite, et lorsqu'elle coïncide avec une diminution de l'écoulement.

Signes objectifs. — Exploration de la mastoïde. —

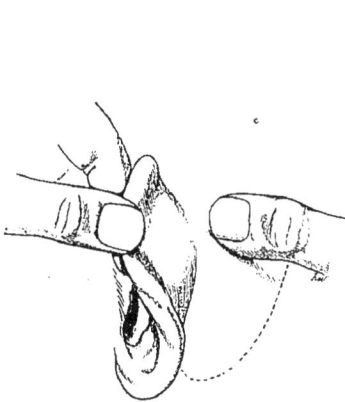

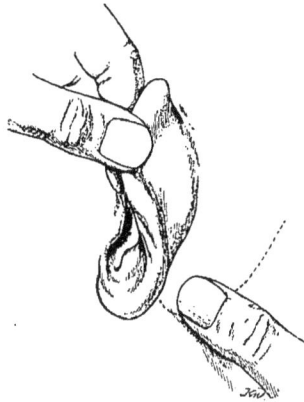

Fig. 101. — Recherche de la douleur   Fig. 102. — Recherche
    antrale à la pression.   de la douleur de la pointe.

La pression révèle également de la douleur, qui siège soit dans la région de l'antre, soit au contraire dans la région de la pointe, ou qui est généralisée à toute la mastoïde, suivant que telles cellules ou telles autres sont prises.

Il ne tarde pas à se montrer du *gonflement rétro-auriculaire*. C'est tout d'abord de l'empâtement, puis bientôt, l'œdème augmentant, la peau de derrière l'oreille semble décollée et le pavillon est refoulé en dehors (fig. 103). Ce dernier phénomène est appréciable si on observe simultanément les deux oreilles en se plaçant derrière la tête du malade. La peau œdématiée garde l'impression du doigt, et il est possible, à une phase plus avancée, de sentir dans la profondeur de la fluctuation.

Le gonflement peut gagner la paroi postéro-supérieure du conduit, celle qui correspond aux cellules limitrophes, et il en résulte alors un signe très important : la *chute de la*

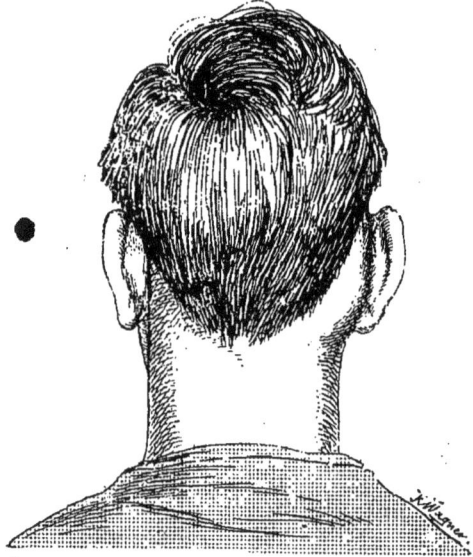

Fig. 103. — Oreille décollée dans la mastoïdite.

paroi postéro-supérieure du conduit, dont la lumière se trouve parfois complètement obstruée.

Une *rougeur* plus ou moins marquée accompagne souvent ce gonflement, et, parfois, on remarque à la surface de la peau l'existence d'un lacis veineux très développé, qui n'existe pas de l'autre côté.

L'OTORRHÉE, l'écoulement d'oreille, est très variable ; tantôt il cesse avec le début de la mastoïdite (forme par rétention), tantôt, au contraire, il persiste très abondant, indiquant par là même une suppuration profuse des cellules mastoïdiennes (forme ostéomyélitique).

Marche. — La mastoïdite présente une *marche* généralement progressive, mais toujours avec rémissions et arrêts dans son évolution.

Elle peut guérir spontanément, même lorsque toute la mastoïde semble envahie. Nous avons observé de ces terminaisons heureuses, en particulier chez les enfants ; mais il ne faut pas trop compter sur ces guérisons spontanées, qui sont exceptionnellement rares, et abandonner à elle-même une affection qui peut amener des complications des plus graves.

La mastoïdite peut évoluer vers la *chronicité,* et la suppuration persister pendant longtemps, l'écoulement du pus pouvant se faire : soit par le conduit, soit par une ouverture faite à la surface de la mastoïde (*fistule*), ne mettant point le malade à l'abri de complications éventuelles (Voy. plus loin : *Complications des otites et de la mastoïdite*).

Formes de la mastoïdite. — La mastoïdite peut évoluer suivant différentes formes :

1° C'est tout d'abord, comme nous l'avons vu, celles survenant d'emblée, sans otite, **mastoïdites primitives.** On pourrait décrire également des *formes insidieuses.*

2° Mais c'est surtout *d'après la localisation de la suppuration et la marche du pus* que l'on peut décrire des formes tout à fait spéciales. Nous citerons seulement la forme postéro-supérieure ou **forme occipitale,** le gonflement atteignant les régions postéro-supérieures, et qui est déterminée par l'envahissement des cellules aberrantes sises dans les confins de l'os occipital.

Signalons également la **forme temporale,** où la rougeur et le gonflement occupent leur maximum au-dessus du pavillon qui se trouve très abaissé avec tuméfaction de la fosse temporale externe.

Mais la plus curieuse de ces formes à localisation spéciale, c'est la mastoïdite de la pointe, ou mastoïdite de Bezold.

Mastoïdite de Bezold. — La mastoïdite de Bezold est caractérisée par ce fait que le pus, suivant les groupes cellulaires inférieurs, gagne de proche en proche la pointe et finalement amène la rupture de la paroi antéro-interne de l'apophyse, en dedans du muscle sterno-mastoïdien, pour gagner ensuite la gaine des gros faisceaux vasculo-nerveux du cou.

On voit donc qu'il faut deux conditions pour le développement de la mastoïdite de Bezold : c'est d'une part l'existence des cellules se prolongeant jusqu'à la pointe, et d'autre part une corticale externe suffisamment résistante pour qu'elle ne se laisse pas franchir par le pus.

Ces deux conditions ne s'observent guère que chez l'adulte ; aussi la mastoïdite de Bezold est-elle une maladie presque inconnue dans l'enfance.

La mastoïdite de Bezold constitue une forme généralement torpide ; elle est toujours très difficile à diagnostiquer, car elle présente peu de signes externes, mais surtout des symptômes profonds occupant la région de la pointe.

Comme signes presque constants, on peut citer du *torticolis* et du *gonflement* qui occupe la partie supérieure du muscle sterno-mastoïdien et ne tarde pas à faire disparaître la saillie qui, normalement, est formée au-dessus des téguments par l'apophyse mastoïde.

Ce gonflement s'accompagne, à une période plus ou moins avancée, de *fluctuation* et même, lorsqu'il y a perforation large du tympan, on peut déterminer l'issue du pus dans le conduit, en pressant sur les régions supérieures du cou.

Si l'on abandonne la mastoïdite de Bezold à elle-même, le pus peut *fuser dans le cou* et prendre des directions variables (fig. 104). Il peut se diriger vers les téguments, en avant ou en arrière du muscle sterno-mastoïdien ; il peut fuser dans la gaine des gros vaisseaux du cou, vers la paroi latérale du pharynx, et faire saillie au fond de la bouche, amenant de la gêne de la déglutition. On a même signalé des infections vers le médiastin.

La mastoïdite de Bezold est donc une affection grave ; les complications intracraniennes sont très fréquentes au décours de cette affection. Elle est d'autant plus grave que

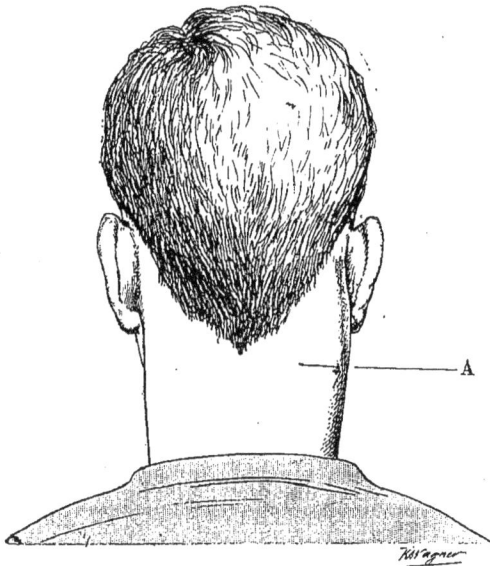

Fig. 104. — Mastoïdite de Bezold.
A, collection purulente qui a fusé dans le cou.

sa marche est toujours insidieuse, qu'elle évolue sans grande fièvre et qu'elle se manifeste, comme nous l'avons dit, par des phénomènes locaux peu accentués.

3° Il convient de faire aussi une place aux **formes dites ostéomyélitiques** ; ce sont celles qui envahissent d'emblée toute la mastoïde, s'accompagnent d'un gonflement très étendu des téguments, et se diffusent dans le diploé des os voisins (ostéomyélite des os plats du crâne, voy. plus loin).

4° *Formes suivant l'état général.* — Les *formes diabétiques* ont des caractères nécrosants et à extension progressive ; les *formes tuberculeuses* ont peu de tendance à la guérison, et elles évoluent du reste la plupart du temps avec une marche subaiguë ou chronique.

5° *Formes suivant l'âge.* — Chez les enfants, la mastoïdite éveille rapidement des manifestations cérébrales du méningisme ; de plus, l'os se rompt chez eux très facilement, d'où la production rapide de l'abcès sous-cutané qui apparaît souvent du jour au lendemain.

Pronostic. — Le pronostic de la mastoïdite est donc tout à fait variable.

Si elle survient au décours d'une otite franche simple, le pronostic est *bénin*, car, actuellement, une mastoïdite soignée et opérée dans ces conditions guérit toujours.

Il est *grave* si elle se développe dans certaines affections, dans les épidémies de grippe, dans la convalescence des maladies infectieuses, au décours de la scarlatine, de la rougeole, etc.

Il y a lieu de tenir compte du terrain sur lequel elle se greffe. Les sujets lymphatiques, les diabétiques présentent des mastoïdites toujours sérieuses. Graves aussi sont les mastoïdites qui surviennent dans le décours de vieilles otorrhées chroniques qui se réchauffent sous une nouvelle poussée inflammatoire.

Diagnostic. — Le diagnostic de la mastoïdite aiguë est en général facile ; cependant, le tableau symptomatologique est rarement au complet et il faut souvent se contenter d'un des signes précédemment énumérés pour faire le diagnostic. Le *gonflement rétro-auriculaire* est caractéristique ; de même la douleur provoquée par la pression au niveau de l'antre, surtout plusieurs semaines après le début de l'otite. A côté des *mastoïdites clas-*

siques, il y a les *mastoïdites latentes* à évolution sour-
noise, qui sont souvent les plus graves, car elles sont
généralement méconnues. On reconnaîtra les mastoïdites
latentes en suivant exactement la marche de l'otorrhée :
c'est ainsi qu'un écoulement profus, un état général mauvais devront à eux seuls faire penser à une mastoïdite
latente.

On ne peut guère confondre la mastoïdite avec une adénite ou un **adéno-phlegmon** qui siège sous le sterno-mastoïdien, car, dans ce cas, le gonflement et la fluctuation
sont beaucoup plus superficiels.

La *furonculose* du conduit a donné quelquefois lieu à
des erreurs de diagnostic ; il peut exister du gonflement de
la région postéro-supérieure du conduit, siège du furoncle,
de l'œdème superficiel des téguments dus à l'inflammation
cutanée ; mais alors, il est facile de se rendre compte que
la douleur est exclusivement cutanée et qu'il n'existe point
de sensibilité osseuse profonde.

Enfin, on n'oubliera pas que, dans l'*hystérie*, on constate parfois de véritables *algies mastoïdiennes* qui en
imposeront pour de la mastoïdite proprement dite, mais
alors les douleurs sont plus superficielles et présentent des
caractères spéciaux qui sont propres à l'hystérie.

Traitement. — Le traitement de la mastoïdite *doit
être d'abord otologique et véritablement prophylactique.*

Il faut tâcher de drainer, par l'oreille et le conduit auditif, le pus qui tend à séjourner dans la mastoïde. Il faut
paracentéser le tympan, agrandir la perforation tympanique
si cela est nécessaire, enlever les polypes et les granulations
qui empêchent le libre écoulement du pus, et faire au besoin
quelques insufflations par la trompe pour bien dégager la
caisse.

Ces indications sont impérieuses lorsque la fièvre persiste et que la douleur a des tendances à gagner la région
mastoïdienne.

1º TRAITEMENT MÉDICAL. — Du côté de la mastoïde, on fera de la **révulsion locale**, soit avec la réfrigération par la glace, soit en appliquant des compresses très chaudes, renouvelées toutes les deux heures.

Mais, lorsque la mastoïdite est confirmée, il n'y a qu'un seul traitement rationnel, auquel il faut s'adresser sans tarder, c'est la **trépanation mastoïdienne.**

2º TRAITEMENT CHIRURGICAL : TRÉPANATION MASTOÏDIENNE. — INDICATIONS OPÉRATOIRES. — Quand doit-on trépaner la mastoïde ?...

En principe, chaque fois que le diagnostic de *mastoïdite* peut être posé de façon ferme.

C'est là un point qui embarrasse souvent le chirurgien. Commodément, on peut grouper ces indications sous trois chefs : ou bien la trépanation est une opération urgente, ou bien de nécessité, ou c'est une opération d'opportunité.

L'intervention est :

1º *Urgente*, lorsque l'état général le commande : la fièvre élevée malgré la paracentèse, l'état général mauvais, menace ou début d'accidents cérébraux ; *trépanez la mastoïde* : il faut établir une large voie de drainage au plus tôt.

2º *Nécessaire*, lorsqu'il existe une fistule cutanée, ou bien un abcès superficiel dont on sent la fluctuation, ou lorsque la collection vient refouler la paroi postéro-supérieure du conduit.

3º La trépanation sera une *opération d'opportunité* lorsqu'on constate un certain nombre de symptômes caractéristiques de la mastoïdite : lorsqu'il existe une douleur spontanée étendue presque à la totalité de la mastoïde, du gonflement en masse de l'apophyse mastoïde ; lorsque l'écoulement cesse en même temps que la mastoïde se gonfle. Lorsque celui-ci est très abondant, il est évident qu'il ne vient pas uniquement de la caisse du tympan. Un pus fétide et persistant malgré des soins antiseptiques rigoureux indique une carie osseuse mastoïdienne avancée ; enfin, certaines indications sont tirées de la fièvre, de l'état général du malade.

En cas de doute, il faut intervenir, car l'opération ne présente aucune espèce de gravité et l'on risque les complications les plus graves en ne la faisant pas à temps (1).

Mastoïdite chronique.

La mastoïdite aiguë peut, dans certaines conditions, passer à l'état chronique, soit par le fait du mauvais état général du sujet, soit à la suite d'un traitement local défectueux.

Elle peut être *chronique d'emblée*, en particulier dans la tuberculose.

Il y a lieu de distinguer, au point de vue *anatomo-pathologique* et *clinique*, deux formes de mastoïdite chronique : la forme raréfiante suppurative et la forme condensante.

1° FORME SUPPURATIVE. — La mastoïde est infiltrée dans toute son épaisseur, l'écoulement purulent peut se faire par le conduit, c'est la **forme ordinaire** ; ou bien il peut y avoir eu effraction des couches superficielles mastoïdiennes, c'est la **forme fistuleuse** ; on peut trouver également dans la mastoïde du cholestéatome (**forme cholestéatomateuse**).

2° FORME SCLÉROSANTE. — Mais à côté de ces formes suppuratives, il convient de faire place à la **forme sclérosante**. Dans cette forme, l'inflammation amène la production de tissus granuleux qui remplissent les cellules mastoïdiennes ; ces tissus deviennent fibreux et peuvent s'ossifier. Il en résulte la production de tissus osseux *éburnés*, qui comblent toutes les cellules et réduisent l'antre à des proportions très minimes ; cette condensation se produit surtout vers la corticale externe, beaucoup moins vers la corticale interne.

(1) Voy. p. 190, la technique de la trépanation.

Il est commun de rencontrer cette ostéo-sclérose dans les vieilles suppurations chroniques de l'oreille moyenne.

Symptomatologie. — Les symptômes qui indiquent l'évolution de la mastoïdite chronique sont très peu accusés. Elle ne se manifeste pendant très longtemps par aucun autre signe que l'*écoulement* d'oreille.

Cet écoulement présente d'ailleurs toutes les variétés ; il peut être très abondant ou quelquefois minime, mais il a comme caractère de persister malgré tous les traitements otologiques et de rester fétide malgré l'application des antiseptiques.

Il est parfois possible de le voir venir de l'aditus : après nettoyage et séchage de la caisse, on peut, l'aspirant avec le spéculum de Siegle, le faire sortir de la région postéro-supérieure.

Lorsqu'il y a *fistule*, celle-ci siège soit à la surface externe, au niveau de l'antre, plus rarement au niveau de la pointe ; quelquefois on la voit s'ouvrir dans le conduit, au niveau des cellules limitrophes. Il convient alors de la rechercher à l'aide du spéculum et du stylet pour en faire le diagnostic.

Dans le décours de la mastoïdite chronique, s'il existe des *crises de céphalée* avec douleurs mastoïdiennes plus ou moins prononcées, elles sont dues à de la rétention. Il est commun aussi de voir la virulence du pus être exaltée par une maladie, par la grippe par exemple ; il en résulte une poussée inflammatoire nouvelle. Ces *réchauffements mastoïdiens*, ces poussées aiguës sont toujours graves.

Pronostic. — Le pronostic de la mastoïdite chronique est sérieux et l'apparition de certaines complications, en particulier la paralysie faciale, est un symptôme inquiétant. Elle s'accompagne facilement de propagation au sinus latéral.

Traitement. — Le traitement de la mastoïdite chronique sera exclusivement chirurgical, concernant à la fois la cure de la mastoïdite et de l'otorrhée chronique; c'est l'opération radicale de Stacké (évidement pétro-mastoïdien).

INDICATIONS DE L'ÉVIDEMENT PÉTRO-MASTOÏDIEN. — L'intervention est *de toute nécessité* toutes les fois qu'il y a des poussées aiguës mastoïdiennes, c'est-à-dire réchauffement de la mastoïdite chronique, lorsqu'il y a des collections sous-cutanées, une fistule osseuse s'ouvrant au dehors, un début de paralysie faciale ou lorsque apparaissent des complications craniennes.

Elle sera simplement *d'opportunité* s'il y a des phénomènes de rétention, si une otorrhée chronique traitée pendant longtemps reste incurable ; on est alors en droit de soupçonner des lésions mastoïdiennes qui font persister la suppuration.

V. — OPÉRATIONS QUI SE PRATIQUENT SUR LA MASTOÏDE ET SUR L'OREILLE MOYENNE

OPÉRATIONS SUR LA MASTOÏDE

Ces opérations sont de deux genres : ou bien il s'agit d'une affection nettement aiguë, d'une *mastoïdite aiguë*, sans lésions profondes de la caisse ; alors l'opération doit porter uniquement sur la mastoïde, mais doit avoir pour but l'évidement complet de cet os, en respectant le plus possible l'oreille moyenne : c'est la ***trépanation mastoïdienne***. C'est un véritable moyen de drainage et de suppression du foyer purulent.

D'autres fois, au contraire, il s'agit d'une intervention faite au cours d'une othorrée chronique, soit pour parer à des accidents aigus de réchauffement du côté de la mastoïde, soit pour arriver à une cure radicale de l'otorrhée. C'est ce que l'on appelle l'***évidement pétro-mastoïdien*** ou ***cure radicale de l'otorrhée chronique***.

Trépanation mastoïdienne.

La trépanation mastoïdienne doit avoir pour but l'ouverture de la mastoïde, et l'ouverture non seulement de l'antre, mais de toutes les cellules avoisinantes. Il s'agit d'un *véritable évidement de l'os depuis sa base jusqu'à sa pointe, n'oubliant aucune des cellules* qui y sont comprises. On est loin, comme on le voit, de la conception chirurgicale, malheureusement encore trop répandue, se bornant à la simple trépanation de l'antre.

Instruments. — Préparez dans un plateau : bistouri, pinces, écarteurs, ciseaux, et adjoignez-y un maillet en bois, un jeu de gouges, des écarteurs, des curettes, un protecteur de Stacké, des pinces-gouges, un crochet, et

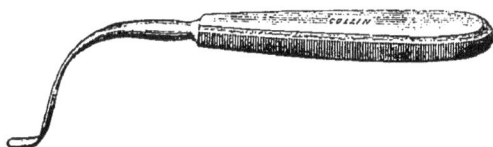

Fig. 105. — Protecteur de Stacké.

l'instrumentation sera tout à fait suffisante (fig. 105 à 107).

Incision. — Le malade est placé dans la position couchée (fig. 111), le pourtour de l'oreille ayant été au préa-

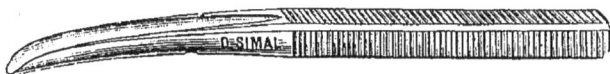

Fig. 106. — Gouge de Stacké.

lable rasé. La région étant soigneusement désinfectée et le malade chloroformé, on se met en devoir d'opérer.

1° **Incision des téguments.** — Dans un *premier temps,*

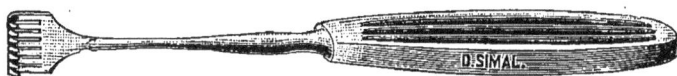

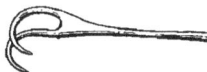

Fig. 107. — Écarteur à griffes pour trépanation mastoïdienne.

on fait l'**incision des téguments.** Celle-ci se pratique dans le sillon rétro-auriculaire, commençant en haut, un peu au-dessus du niveau de l'insertion supérieure du pavillon, et on la conduit en bas jusqu'à la pointe de la mastoïde. On incise la peau et le tissu sous-cutané jusqu'à l'os. On décolle rapidement à la rugine les téguments, le pavillon est refoulé en avant, on le charge sur un écarteur, on pince alors les vaisseaux qui saignent.

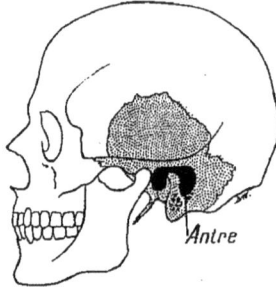

Fig. 108. — Situation respective de l'antre et de la caisse qui communiquent par l'intermédiaire de l'aditus ad antrum.

2° **Où doit-on trépaner l'os ?** — Chez l'enfant, l'antre est situé immédiatement au-dessus et un peu en arrière du conduit ; chez l'adulte, il est immédiatement en arrière du conduit auditif (fig. 108 et 109). Chez l'enfant, il est très superficiel ; chez l'adulte, il est toujours profond, à 1 centimètre et plus dans la profondeur.

A la gouge et au maillet, on enlève tout d'abord *un carré*

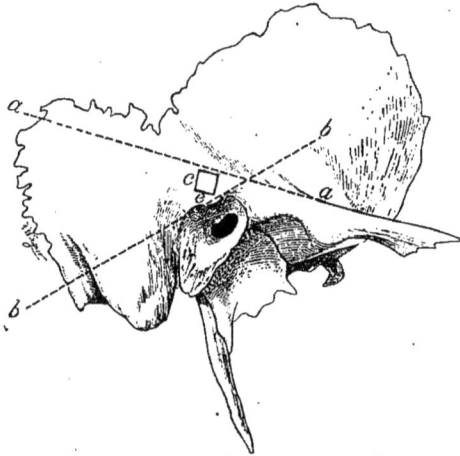

Fig. 109. — Schéma sur un temporal des lignes de repère entre lesquelles doit être fait le carré d'attaque de l'antre.

aa, ligne suivant la racine postérieure du zygoma ; *bb*, ligne passant par l'épine de Henle.

d'attaque qui doit correspondre en profondeur à l'antre.

Superficiellement, il existe plusieurs points de repère

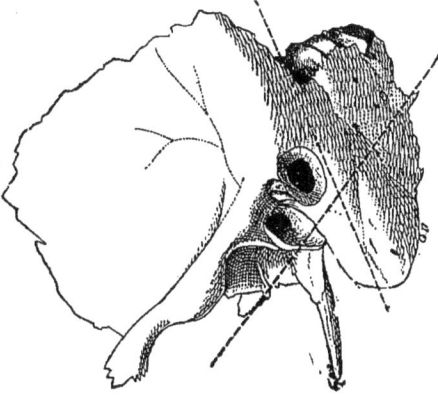

Fig. 110. — Lignes de repère pour l'ouverture de l'antre en arrière
de l'épine de Henle.

pour la délimitation de ce carré et la trépanation
(fig. 109).

La limite supérieure est constituée par ce que l'on appelle la
linea temporalis, au niveau du
bord supérieur du conduit auditif. La limite inférieure est
une ligne parallèle de la *linea
temporalis*, située à 1 centimètre
au-dessous. La limite interne
confine au bord du conduit
osseux, tout contre l'épine de
Henle.

Chez l'enfant, la *tache spon-
gieuse* au-dessus et en arrière
du conduit indique la situation
précise du carré d'attaque.

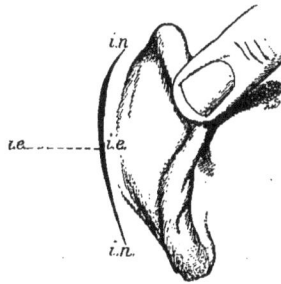

Fig. 111. — Lignes d'incision
dans la trépanation mastoïdienne.

ce indique l'incision horizontale qui, dans les opérations larges, est destinée à
donner du jour.

Les coups de gouge seront dirigés perpendiculairement

à la surface de l'apophyse lorsque l'on délimite les côtés

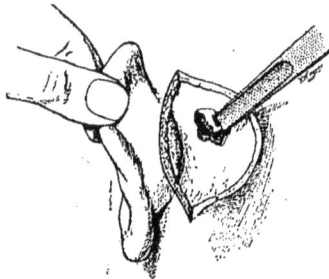

Fig. 112. — Évidement des cellules mastoïdiennes jusqu'à la
pointe.

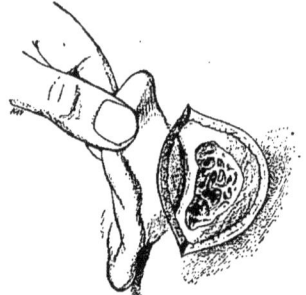

Fig. 113. — Attaque de la mastoïde avec la gouge au point
d'élection.

supérieur et inférieur du carré, mais les côtés antérieur et

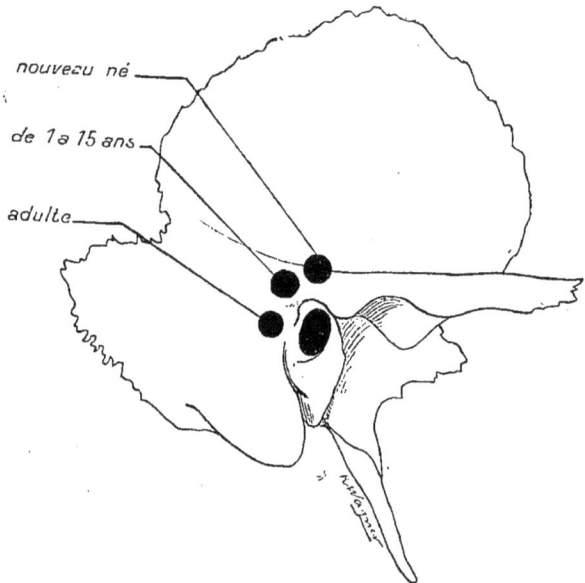

nouveau né

de 1 a 15 ans

adulte

Fig. 114. — Schéma montrant la situation de l'antre, variable avec l'âge.

postérieur seront déterminés par des coups dirigés très

obliquement vers le conduit auditif. Une anomalie est, en effet, toujours possible dans la situation du sinus latéral

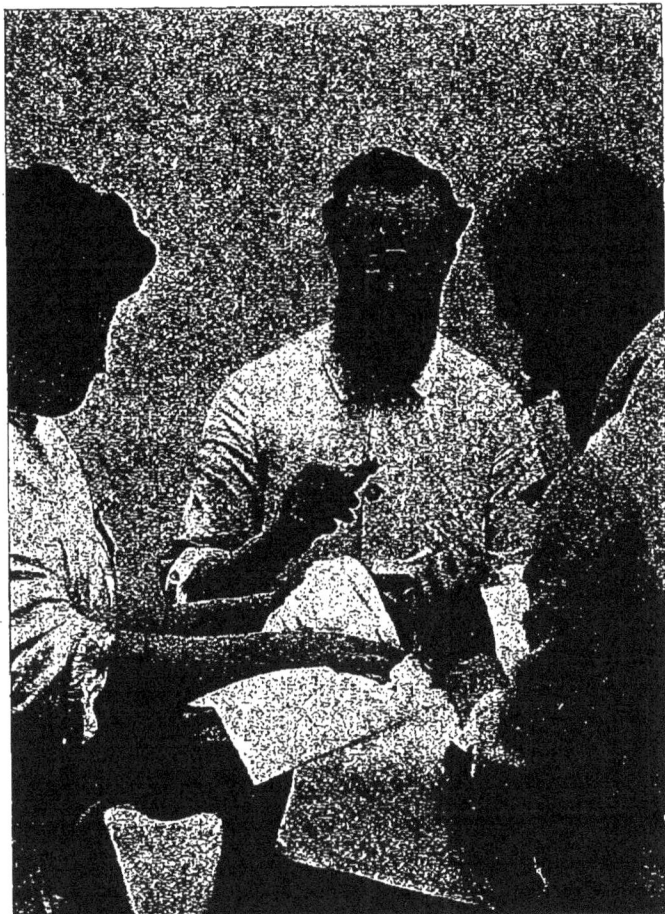

Fig. 115. — Opération de la trépanation mastoïdienne.
Disposition du malade et des aides.

qui quelquefois effleure la surface de l'os et que l'on ouvrirait infailliblement par un coup de gouge en profondeur. On doit continuer à creuser en dirigeant toujours les coups de gouge de la même façon jusqu'à ce que l'on arrive à l'*antre.*

Cette cavité est reconnaissable à ce qu'un stylet courbe, introduit à son intérieur, se dirige naturellement par l'aditus vers l'intérieur de la caisse. C'est là ce qui fait reconnaître inévitablement l'antre et qui empêche de confondre cette cavité avec une simple cellule mastoïdienne.

3° **Ouverture des autres cellules de la mastoïde.** — L'antre étant ouvert et trépané, il faut se mettre en devoir

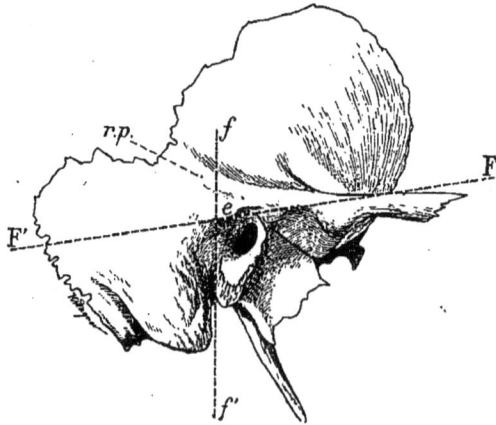

Fig. 116. — Lignes suivant les portions horizontale FF' et verticale *f*, du facial.

d'ouvrir **les autres cellules de la mastoïde** ; faire sauter toute la corticale de cet os jusqu'à la pointe, réséquer l'os en arrière, très loin, jusqu'à ce que l'on aperçoive une zone blanche, plus épaisse, qui nous avertit que le sinus est proche. On doit remonter très haut, jusqu'au voisinage de la dure-mère, ne négligeant aucune des cellules de l'étage supérieur.

Une excellente technique pour ne rien oublier consiste à réséquer la pointe en sa presque totalité, à découvrir le sinus sur 1 centimètre et à mettre à nu également la dure-mère à la partie supérieure. On fait ainsi une opération aussi complète que possible ; le malade est bien moins exposé aux retouches opératoires et la guérison sera beaucoup plus rapide.

4° **Pansement.** — L'opération une fois terminée, on panse la plaie avec une mèche de gaze iodoformée ou aseptique très peu serrée. Le premier pansement est laissé en place cinq, six ou même sept jours suivant la température ; les autres sont renouvelés tous les deux jours et la guérison survient dans un laps de temps qui varie de quatre à six semaines.

TRÉPANATION DANS LES FORMES SPÉCIALES DE MASTOÏDITE AIGUË. — Certaines formes nécessitent des modifications opératoires. C'est ainsi que, dans la **mas-**

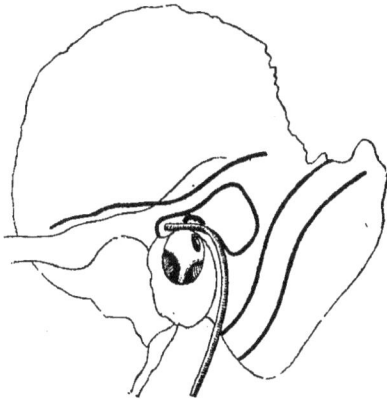

Fig. 117. — Trajet du nerf facial avec la topographie de l'antre du sinus latéral et de la fosse cérébrale moyenne (d'après Castex).

toïdite de Bezold, on apportera tous ses soins à la résection et à l'évidement de la pointe mastoïdienne.

S'il existe un *abcès du cou,* si celui-ci est de petit volume, il convient de prolonger un peu l'incision cutanée et d'y placer un simple drain. Mais si l'abcès du cou est volumineux, l'incision sera prolongée très bas ou même, quelquefois, il est nécessaire de faire une contre-incision pour établir une évacuation.

Dans les formes à cellules aberrantes, il faut poursuivre les cellules quelquefois très loin, jusque dans le temporal et dans l'occipital.

Enfin, *dans les formes ostéomyélitiques*, on doit réséquer avec la pince-gouge tout l'os malade jusqu'à ce que l'on arrive sur le diploé normal.

Ce qu'il ne faut pas faire. — C'est d'abord, au point de vue des indications opératoires, se fier uniquement à

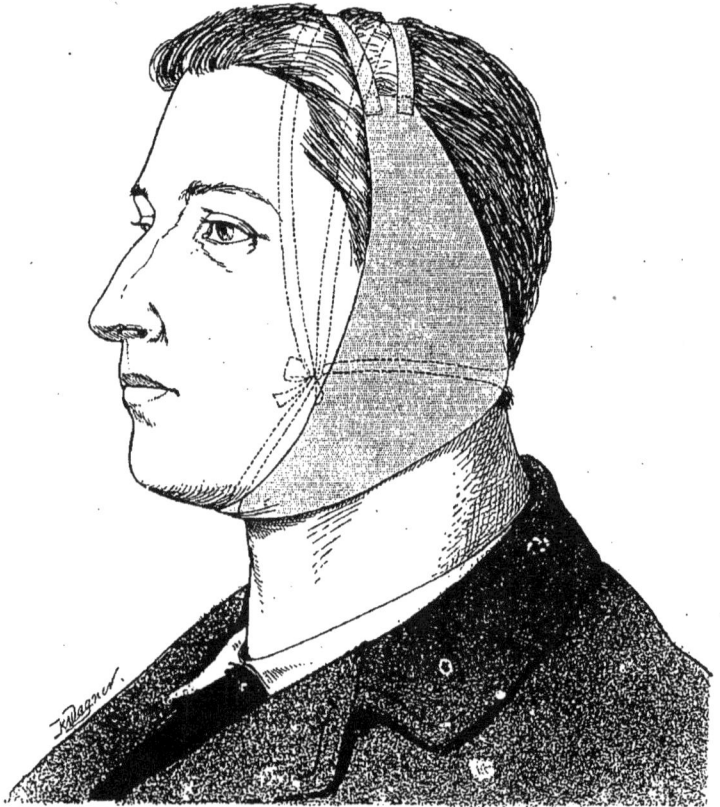

Fig. 118. — Pansement spécial pour opération sur l'oreille.

cette notion encore trop répandue : que les lésions mastoïdiennes se traduisent par des signes externes évidents, gonflement, rougeur, alors qu'il peut très bien exister des formes profondes ou de la pointe qui ne donnent lieu à aucun signe externe. Il faut baser l'acte opératoire sur les autres signes que nous avons énoncés plus haut.

Les lésions mastoïdiennes sont toujours beaucoup plus étendues qu'on ne le suppose. Méfiez-vous des **opérations parcimonieuses.** N'oubliez pas quelque cellule aberrante, et nous avons toujours présent à la mémoire un cas malheureux où une méningite purulente est arrivée chez un malade trois semaines après l'opération, par l'oubli d'une cellule purulente, très petite, au voisinage de la dure-mère.

Trois organes principaux sont à redouter (fig. 117) dans la trépanation mastoïdienne ; c'est : le *facial* qui traverse dans la mastoïde le massif osseux du facial, mais en réalité qu'on lèse difficilement dans la trépanation simple, pour peu qu'on connaisse sa situation.

C'est le *sinus* dont l'ouverture peut être faite par un coup de gouge maladroit, mais que l'on évite en dirigeant l'instrument vers le conduit, presque parallèlement à la surface de l'os.

Si la mise à nu de la **dure-mère** ne comporte aucune espèce de gravité, il n'en est pas de même de son ouverture ni de sa déchirure qui sera rapidement suivie de complications et souvent de méningite.

Quelquefois, croyant trépaner l'antre, *on ouvre une cellule superficielle*, mais, avec un peu d'expérience, il est difficile, en réalité, de la confondre avec l'antre, puisqu'elle ne communique pas avec la caisse. Cette faute opératoire tient à ce que, la plupart du temps, on a trépané trop bas et en arrière.

Le pansement ne doit pas être trop tassé dans la cavité mastoïdienne, ceci est contraire aux lois du drainage.

Accidents opératoires. — Avez-vous ouvert le *sinus latéral*, un *flot* de sang inonde le champ opératoire. Ne perdez pas la tête ; tamponnez fortement avec la gaze : l'hémorragie cesse. Si l'opération n'était pas terminée, faites maintenir le doigt d'un aide sur ce tamponnement et continuez l'opération si possible. — Les autres accidents, *blessure du facial, déchirure de la dure-mère*, sont évitables, mais non réparables. Faire surveiller par votre aide la figure du patient qui vous avertit de la moindre secousse de la face pendant l'opération.

Évidement pétro-mastoïdien.

L'évidement pétro-mastoïdien, qui vise la cure de la mastoïdite chronique ou de l'otorrhée chronique, comporte deux

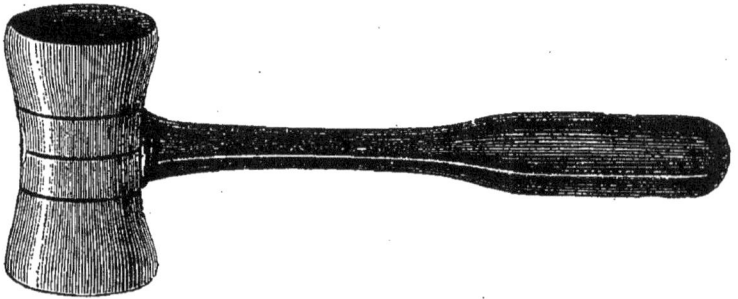

Fig. 119. — Marteau en bois de gaïac pour la trépanation.

temps : dans un premier, on effectue la trépanation mastoïdienne simple ; dans un second, on adjoint une inter-

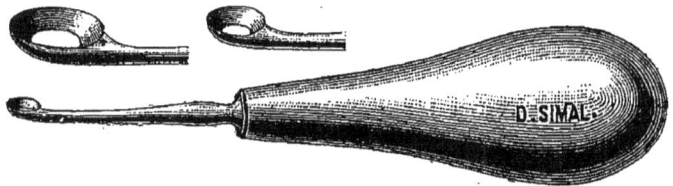

Fig. 120. — Curette de Châtellier.

vention sur l'oreille proprement dite qui a pour but la transformation de l'oreille moyenne avec ses recessus (attique et région du facial) en une cavité à parois lisses, sans diverticules, largement ouverte (fig. 123).

Le schéma opératoire est donc le suivant :

1° Ouvrir l'antre et ses cellules ;

2° Transformer le tunnel de l'aditus en une tranchée ouverte en dehors ;

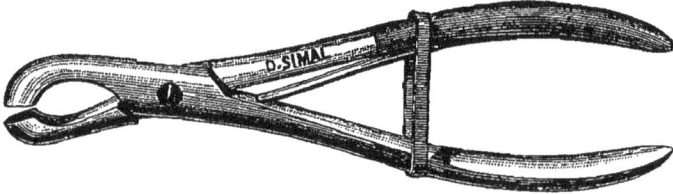

Fig. 121. — Pince-gouge.

3° Ouvrir l'attique en détruisant le mur de la logette ;

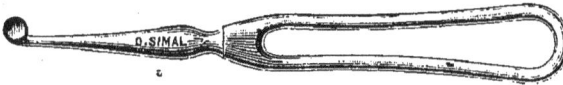

Fig. 122. — Curette à manche fenêtré.

4° Supprimer le plus possible du massif osseux du facial,

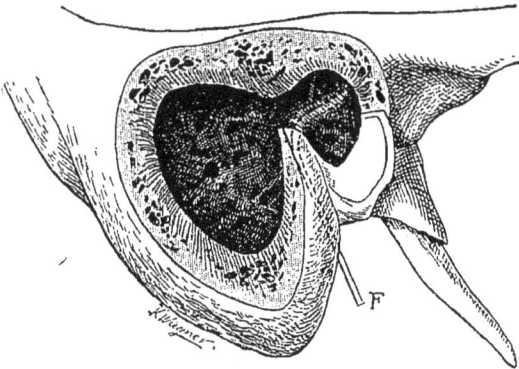

Fig. 123. — Évidement opératoire terminé avec la cavité en bissac.
F, trajet du nerf facial.

pour faire communiquer largement l'antre avec la caisse.

Tandis que dans la mastoïdite aiguë on s'attachait, par les pansements, à faire combler la plaie opératoire, ici, au contraire, on s'efforce de la maintenir béante, et la guérison se fait par épidermisation de toute la cavité évidée.

Le malade guéri n'a plus d'oreille moyenne et les ondes sonores arrivent directement à l'oreille interne par la fenêtre ovale et la fenêtre ronde.

Technique. — L'opération se fait en plusieurs temps :

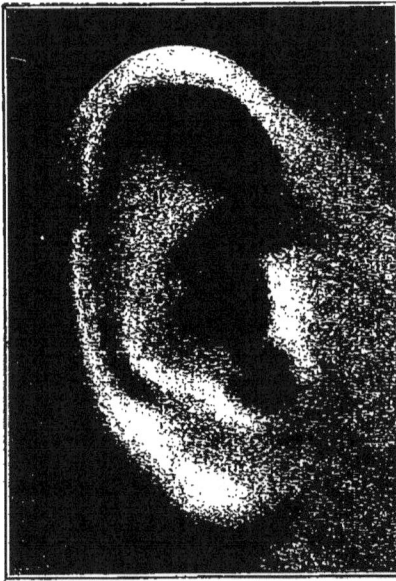

Fig. 124. — Résultat de l'évidement pétro-mastoïdien (vue du pavillon) par la méthode de Siebenmann.

1° Le premier consiste, de même que dans la trépanation, en la recherche de l'antre ; mais comme on fera communiquer l'antre et la caisse, que, d'autre part, la cavité antrale est souvent très petite, il convient de donner les premiers coups de gouge au niveau du bord postéro-supérieur du conduit ; on enlève l'épine de Henle en se dirigeant vers l'oreille.

2° L'antre étant ouvert, on le curette et l'agrandit le plus possible en haut et en arrière, puis on passe au *second temps*, qui consiste à faire sauter à la gouge et au maillet la paroi externe de l'aditus et à transformer ce canal en une véritable tranchée.

Le protecteur de Stacké est introduit par l'antre vers le conduit, pour empêcher les lésions dans la partie profonde du canal semi-circulaire et du nerf facial.

3° Dans un troisième temps, on pratique le curettage de la caisse et l'ablation des osselets.

4° Enfin, on résèque le mur de la logette à la gouge et au maillet, en protégeant encore le fond de la caisse à l'aide du protecteur de Stacké.

L'opération osseuse est ainsi terminée.

5° Alors, suivant la technique employée, ou bien on laisse la plaie largement ouverte et, après avoir fendu et réséqué le conduit pour qu'il ne gêne pas ultérieurement les pansements, on pratique tous ceux-ci par la brèche mastoïdienne ; ou bien, suivant d'autres procédés très employés (fig. 124 et 125) (Siebenmann), on suture immédiatement la plaie postérieure et l'on fait tous les pansements par le conduit après agrandissement notoire de celui-ci.

Fig. 125. — Évidement pétro-mastoïdien (vue de la cicatrice postérieure après guérison complète de l'intervention).

Les pansements consécutifs dans cette intervention ont pour but l'épidermisation de toute la cavité, et cette épidermisation est obtenue par des pansements renouvelés fréquemment en maintenant le plus possible la forme opératoire.

Certains auteurs (Laurens, Heimann) laissent combler cette cavité et pansent simplement avec de l'acide borique.

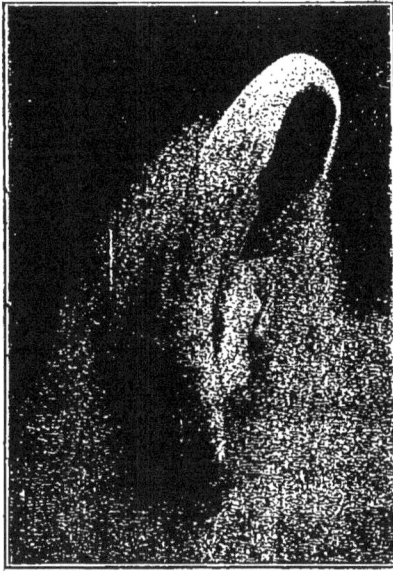

Sans doute, dans ces cas, la surveillance au point de vue récidives est moins facile, mais il n'y a aucun danger à cela si l'on a fait une opération complète.

Quel que soit le procédé que l'on emploie, la guérison opératoire de l'otorrhée est quasi certaine lorsqu'il n'existe point de lésion du labyrinthe ; c'est une des plus belles conquêtes de notre spécialité, car elle guérit à coup sûr une des affections les plus pénibles et les plus dangereuses : l' « otorrhée chronique ».

Mais il faut que malade et médecin soient prévenus que tous deux devront s'armer de patience et que souvent il faudra compter des mois de pansements avec parfois des retouches opératoires pour obtenir la guérison complète.

OPÉRATIONS SUR LA CAISSE. — CURETTAGE DE LA CAISSE ET ABLATION DES OSSELETS

Cette intervention a pour but d'enlever les osselets (marteau et enclume), de pratiquer un curettage très soigneux de la caisse dans tous ses recessus et d'essayer d'obtenir ainsi, par une opération très limitée, une guérison de l'otorrhée (fig. 126 et 127).

Technique opératoire. — Elle peut se pratiquer ou bien par le conduit, méthode généralement employée, ou bien par voie rétro-auriculaire.

1° **Opération par le conduit.** — Dans l'opération par le conduit, on se sert de petits instruments : crochets, bistouris, pinces de Sexton, crochets de Ludwig, petites curettes à courbure appropriée (fig. 128 à 131).

L'opération peut se faire sous anesthésie générale ou mieux locale, après injection de novocaïne à 1/100 dans la peau du conduit et après avoir laissé agir dans l'oreille quelques gouttes de solution de cocaïne 1/10 pendant quelques minutes (ou de mélange de Bonain).

Dans l'anesthésie locale, la position assise favorise beaucoup l'intervention toujours délicate.

On commence par faire une incision circulaire du tympan, avec le petit bistouri spécial, parallèlement au cadre tympanal et tout près de lui. Puis on enfile dans l'anneau de Delstanche le manche du marteau jusqu'à ce que l'on arrive au bord supérieur du cadre, puis on tire légèrement à soi; cette manœuvre mobilise l'osselet qui tombe dans le conduit. On l'enlève avec la pince de Sexton. S'il y a ankylose du marteau et de l'étrier, ces deux osselets sont extraits simultanément. Mais, le plus souvent, on recherche l'enclume dans la logette des osselets à l'aide du crochet de Ludwig que l'on fait agir par un mouvement de rotation en arrière du cadre, jusqu'à ce qu'il ramène l'enclume vers le bord et dans le conduit.

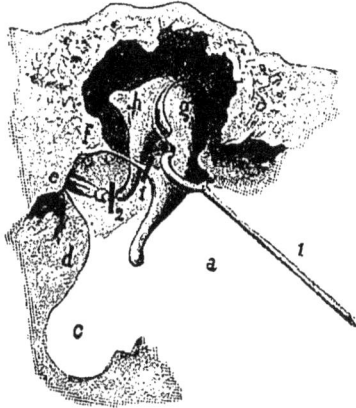

Fig. 126. — Schéma de l'ablation des osselets. Caisse du tympan gauche, vue d'en haut et en avant (Bruhl, Politzer, Laurens).

a, conduit; *b*, recessus épitympanique; *c*, recessus hypotympanique; *d*, promontoire; *e*, étrier dans la fenêtre ovale; *f*, tendon du muscle du marteau; *g*, marteau; *h*, enclume.

1, section du tendon du muscle du marteau avec le bistouri annulaire de Delstanche; 2, section de l'articulation de l'enclume et de l'étrier.

Les osselets une fois enlevés, on fait un curettage de la caisse à l'aide d'une petite curette coudée, principalement au niveau de l'attique et du recessus hypotympanique.

L'opération est alors terminée; on panse le conduit à l'aide de petites mèches imbibées d'eau oxygénée introduites jusque dans la caisse. On sèche la caisse et on laisse à demeure de fines lanières de gaze iodoformée, que l'on change deux ou trois jours après l'opération.

Les pansements sont continués régulièrement de façon à faire épidermiser le fond de la caisse.

2° **Opération par la voie rétro-auriculaire.** — Elle constitue un mode opératoire particulier d'extraction des osselets et ne doit être employée que lorsque l'opération par les voies naturelles n'est pas possible, par exemple en cas d'atrésie du conduit par une exostose ou par une disposition congénitale.

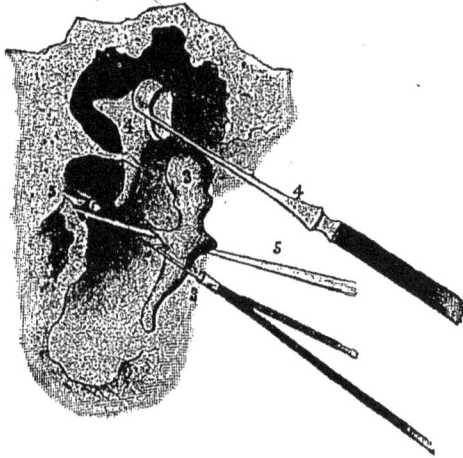

Fig. 127. — Schéma de l'ablation des osselets (Bruhl, Politzer, Laurens).
Le marteau est retiré du conduit auditif avec la pince de Sexton ; 4, on fait basculer l'enclume en bas avec le crochet de Ludwig ; 5, décollement de la branche de l'étrier de la paroi inférieure du *pelvis ovalis* avec le synéchotome de Politzer.

Elle consiste à décoller le conduit membraneux et à pénétrer dans la caisse par la région postérieure de l'oreille ; elle est d'exécution facile et les osselets sont enlevés très aisément par cette voie.

Indications et contre-indications. Accidents. — On ne devra donc entreprendre cette intervention qu'après avoir essayé pendant plusieurs semaines le traitement conservateur.

L'ablation des osselets sera *inutile* lorsque l'on constate des lésions de carie pariétale étendue ; elle est également contre-indiquée lorsque l'ouïe est bonne, ce qui

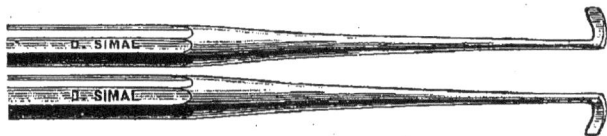

Fig. 128. — Crochets de Ludwig.

arrive parfois dans les petites perforations du tympan,

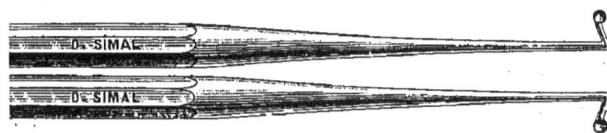

Fig. 129. — Curettes de Ludwig.

le curage de la caisse diminuant presque toujours l'audi-

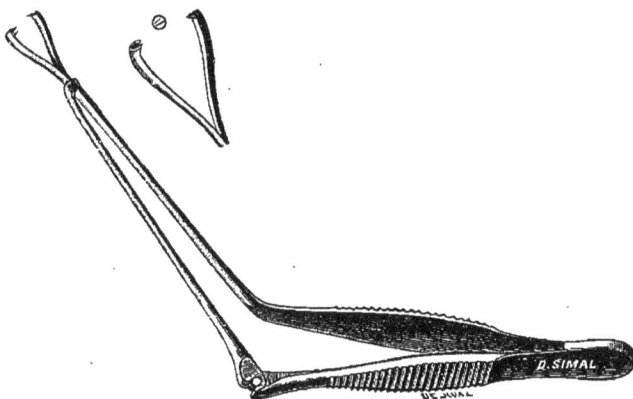

Fig. 130. — Pince articulée de Sexton.

tion. Enfin, s'il existe un cholestéatome avec suppuration

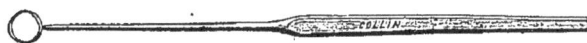

Fig. 131. — Anneau tranchant.

fétide et abondante, on conçoit très bien que cette intervention est tout à fait insuffisante.

Méfiez-vous du *facial*, en particulier lors de la rotation du crochet dans l'ablation de l'enclume et du curettage de la caisse ; on le blesse souvent à ce moment ; faites surveiller exactement la figure du patient pendant toute l'intervention.

Si la suppuration était due uniquement à une carie des osselets et si ceux-ci faisaient rétention, empêchant le pus de s'écouler de l'oreille, dans les lésions peu étendues de l'antre, il est commun de voir la guérison de l'otorrhée survenir par cette simple intervention.

Quoique très limitée comme opération, elle guérit couramment de nombreux cas d'otite ; elle constitue le *deuxième stade* dans le traitement de l'otite purulente chronique (le premier étant constitué par les pansements simples et le troisième par l'*évidement pétro-mastoïdien*).

VI. — COMPLICATIONS DES OTITES SUPPURÉES

Les mastoïdites, qui pourraient être rangées parmi les complications des otites, ayant fait l'objet d'une étude spéciale, il ne nous reste plus qu'à décrire dans ce chapitre :

1° Ostéopériostites mastoïdiennes ;

2° Ostéomyélite des os plats du crâne ; paralysie faciale ;

3° Complications intracraniennes.

Ostéopériostites mastoïdiennes.

La périostite mastoïdienne est généralement consécutive à la mastoïdite qui se trouve l'étape intermédiaire entre l'otite et la périostite, mais *le périoste peut être pris isolément sans participation de la mastoïde.*

Ces cas sont évidemment très rares, mais il importe de les connaître ; ils présentent d'ailleurs une symptomatologie toute spéciale.

Étiologie, pathogénie. — L'infection se fait par *continuité*, le pus de l'otite décollant le périoste du conduit, puis celui de l'apophyse, jusqu'à sa face externe ; l'inflammation du conduit dans la furonculose ou l'otite externe peut se propager au périoste ou elle peut être due à un *traumatisme direct* sur la région (coup avec instrument contondant).

Symptomatologie. — La douleur est toujours vive dans l'ostéopériostite existant à l'état spontané et révélée par une pression même superficielle. L'aspect de la région est caractéristique ; il existe un œdème superficiel, très marqué surtout à la partie supérieure de la mastoïde.

La peau rouge et œdématiée garde l'empreinte du doigt. *Le sillon rétro-auriculaire est complètement effacé*, ce qui n'existe pas dans la mastoïdite proprement dite (fig. 132). Le conduit est obstrué par une tuméfaction généralisée de toutes ses parois.

L'affection livrée à elle-même aboutit à la formation d'un abcès superficiel ; parfois le pus fuse, décollant la paroi cranienne jusqu'au niveau des régions frontale et occipitale. On a signalé quelquefois de la phlébite de la veine mastoïdienne et secondairement du sinus latéral.

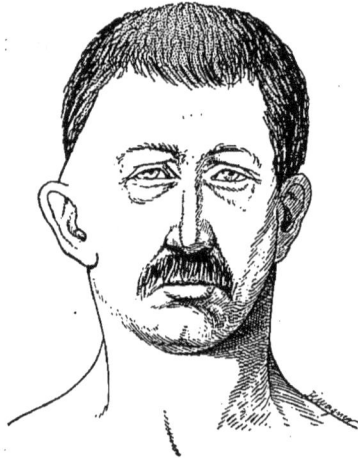

Fig. 132. — Déplacement de l'oreille résultant d'un abcès sous-périosté post-auriculaire dans la périostite mastoïdienne.

Cette ostéopériostite présente, comme on le voit, des caractères très spéciaux : elle peut difficilement être confondue avec les *adénites superficielles*, la *mastoïdite proprement dite*.

La périostite mastoïdienne isolée est du reste rare, et, comme il est parfois difficile de savoir si la mastoïde ne prend pas part à la suppuration, en cas de doute il vaut mieux poser le diagnostic de mastoïdite concomitante et instituer le traitement chirurgical visant cette dernière affection.

Traitement. — Le *traitement* consiste au début en l'application de moyens antiphlogistiques locaux qui luttent contre la périostite : pansements humides chauds renouvelés fréquemment.

Quand la collection est évidente, *elle sera incisée large-*

ment dans le sillon rétro-auriculaire (incision dite de Wilde) et le drainage réalisé avec une mèche de gaze aseptique,

Ostéomyélite des os plats du crâne.

Au nombre des complications des otites, il convient de donner une place, qui de jour en jour se fait plus grande, à *l'ostéomyélite des os plats du crâne.*

La suppuration, au lieu. de rester limitée à l'oreille et à la région mastoïdienne, peut gagner les os voisins : la propagation se fait de proche en proche par le diploé ou par l'intermédiaire des vaisseaux diploétiques. Les cellules aberrantes contribuent, elles aussi, à la diffusion de la suppuration. Le pus pénètre dans le diploé, et, une fois qu'il a dépassé les parties écailleuses dures du temporal, il atteint le tissu spongieux de l'occipital, du pariétal, et plus rien ne s'oppose à sa diffusion. C'est ainsi qu'on peut voir la plupart des os du crâne successivement envahis : nous avons opéré trois malades chez qui l'occipital, le pariétal et le frontal furent successivement atteints. Ces formes sont, on le conçoit, particulièrement graves, d'autant qu'il est souvent impossible, malgré les interventions successives, de limiter le foyer d'incendie (1).

Paralysie faciale.

La paralysie faciale apparaît surtout dans les otites purulentes chroniques. C'est surtout dans les otorrhées à la suite des fièvres éruptives chez les enfants, chez les adultes tuberculeux que cette complication se déclare. Le nerf est lésé dans son trajet à travers la caisse ou la mastoïde. Elle constitue une indication d'opérer rapidement et le plus largement possible : trépanation dans les cas aigus et

(1) Voy. GUISEZ, Rapport à la Société française d'oto-laryngologie, mai 1900.

évidement pétro-mastoïdien dans les cas anciens. Il y a indication à intervenir très rapidement, sinon la paralysie est à tout jamais incurable. Elle dicte aussi l'intervention large, car elle indique toujours l'imminence de complications plus graves.

Complications intracraniennes des otites.

C'est surtout au décours des otites aiguës, et principalement des otorrhées chroniques réchauffées, s'accompagnant ou non de mastoïdite, que l'on observe les complications intracraniennes.

Le **mécanisme de l'infection** se fait vers l'endocrâne : 1° soit par l'intermédiaire des capillaires osseux, *l'os étant*

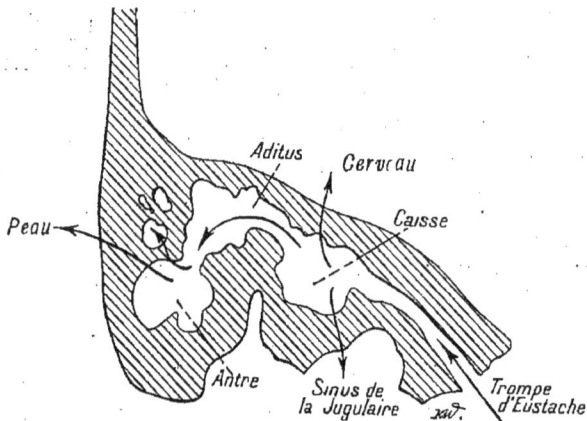

Fig. 133. — Différentes voies (suivant les flèches) que peut suivre le pus dans l'otite.

intact, ou par les veines qui se rendent aux méninges ou aux sinus ; soit par l'intermédiaire des canaux qui creusent le rocher, c'est-à-dire par les gaines des nerfs, des vaisseaux, les prolongements de la dure-mère ; 2° soit par infection directe, **l'os étant perforé** par suite du travail d'ostéite destructive.

Au point de vue étiologique, l'infection intracranienne est favorisée par toutes les causes de *rétention* dans les cavités de l'oreille : paracentèse insuffisante, polypes, accumulation de cérumen.

On a remarqué aussi que ces infections sont plus fréquentes chez l'adulte que chez l'enfant, chez l'homme que chez la femme, du côté droit que du côté gauche.

A part la rétention qui est la grande cause des complications intracérébrales, les maladies infectieuses en favorisent également l'apparition. Méfiez-vous donc des otites dans la grippe, dans les fièvres éruptives, la scarlatine en particulier.

Il faut aussi savoir que si la mastoïdite est souvent une étape intermédiaire entre l'otite et les complications intracraniennes, elle n'est nullement indispensable, et vous la verrez éclore

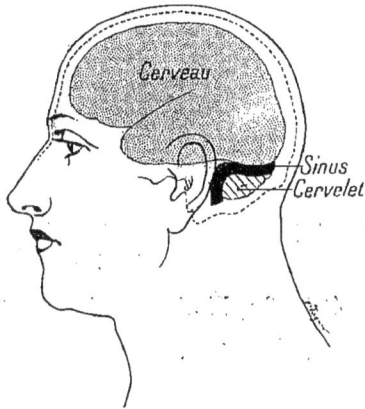

Fig. 134. — Rapports de l'oreille avec les organes intracraniens, sinus, cervelet, cerveau.

avec une mastoïde saine simplement au décours d'une otite aiguë ou chronique. C'est là une notion qu'il convient d'établir bien nettement, et qui, malheureusement, échappe au médecin praticien : il recherche les signes mastoïdiens, alors que l'infection est déjà dans l'endocrâne.

Suivant les différentes étapes et les infections successives que parcourt le pus, on pourra observer :

1° Des **collections extradurales** et de la **pachyméningite** ;

2° De la **méningite** proprement dite, séreuse ou purulente ;

3º L'infection de la substance cérébrale elle-même et la production d'un **abcès cérébral ou cérébelleux**;

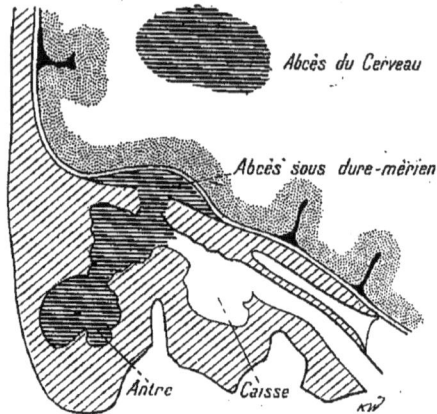

Fig. 135. — Premier mécanisme de l'infection intracranienne à travers une perforation osseuse.

4º Enfin, l'inflammation peut se localiser dans les gros

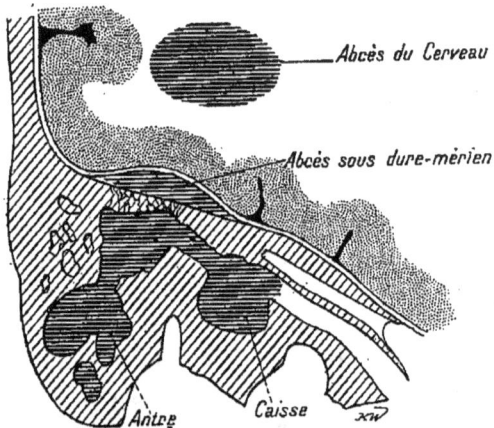

Fig. 136. — Deuxième mécanisme de l'infection intracranienne par voie canaliculaire osseuse (l'os est intact).

vaisseaux qui parcourent la mastoïde et déterminer la **thrombophlébite du sinus latéral** et de la jugulaire.

Abcès extradural. Pachyméningite.

Les lésions d'ostéite peuvent déterminer du côté de la dure-mère la production de granulations, d'épaississements amenant la *pachyméningite*, ou, d'autres fois, une collection purulente, l'**abcès extradural.**

Les abcès extraduraux apparaissent le plus souvent dans le cours des affections *aiguës* de l'oreille.

Au point de vue de leur *siège*, ils ont une grande tendance à se développer au voisinage des sinus veineux.

Une fois formés, ils s'enkystent rarement, et, au contraire, ils se *diffusent* avec la plus grande facilité.

Le pus des abcès extraduraux *évolue* suivant plusieurs voies : ou bien vers la périphérie, et alors il peut s'évacuer par la caisse ou encore à la surface de l'écaille du temporal, mais cette terminaison est tout à fait rare; ou bien il se dirige du côté des méninges et détermine de la méningite localisée ou diffuse ; ou dans la substance cérébrale ou cérébelleuse : il amène alors la production d'abcès. D'autres fois, il envahit le sinus latéral, produisant la thrombophlébite de ce sinus.

Symptomatologie. — L'évolution clinique de l'abcès sous-dural est d'ordinaire insidieuse.

Cet abcès reste généralement latent, ses symptômes se confondant avec ceux de l'otite ou de la mastoïdite, et il constitue le plus souvent *une simple trouvaille opératoire.*

Il est assez difficile de donner une étiquette bien spéciale à la *céphalée* qui l'accompagne. On soupçonnera cependant l'abcès extradural chaque fois que, dans le cours d'une otite, il y a une céphalée tenace.

Ce n'est que rarement, lorsque la collection atteint des dimensions importantes, qu'elle détermine des *phénomènes de compression*, tels que ralentissement du pouls, phénomènes d'aphasie, etc.

Au moment de l'opération, on peut faire le diagnostic

d'abcès extradural lorsque l'on constate sur la mastoïde un point d'ostéite profond, qu'il suffit de curetter légèrement pour voir sourdre un suintement de pus qui indique la présence d'une collection purulente soit au contact du sinus, soit au contact de la dure-mère cérébrale et cérébelleuse.

L'évolution de ces abcès est plus ou moins longue ; on peut dire que, tôt ou tard, ils aboutissent à des complications intracraniennes graves, l'évacuation spontanée étant plutôt rare.

Traitement. — Il est tout à fait indiqué d'opérer rapidement, dès que le diagnostic est posé.

Nous avons vu qu'il est très facile de tomber sur le foyer osseux, s'il existe une fistule, un point de carie qui nous mène directement en l'agrandissant sur la cavité abcédée ; mais il n'en est pas toujours de même, et quelquefois il faut rechercher l'abcès avec minutie. Une fois ouvert, il doit être drainé largement.

Thrombose du sinus latéral. Septicémie auriculaire.

Ainsi que nous l'avons vu, le rocher est parcouru par le sinus latéral qui affecte des rapports de contiguïté avec l'antre et les cellules mastoïdiennes. Il existe d'autre part de nombreux affluents qui parcourent la mastoïde et qui viennent se jeter directement dans le sinus ; ce sont là autant de sources qui vont puiser des germes infectieux dans les cavités de l'oreille pour les porter au sinus et l'infecter *par continuité*. Chez l'enfant, en particulier, les veines diploïques du temporal se jettent dans le sinus de la dure-mère (sinus transverse postéro-supérieur). Les veines émissaires du sinus vont s'anastomoser avec les veines externes de la tête. Aussi ne faut-il pas s'étonner de voir les suppurations de cette région infecter facilement le système jugulaire.

D'autres fois, il s'agit de lésions d'ostéite, qui, *par conti-guïté*, contaminent le sinus à travers la paroi postérieure de l'antre qui lui est contiguë; il en est de même des abcès extraduraux, qui constituent parfois l'étape préliminaire.

L'infection se caractérise généralement par la formation d'un thrombus à l'intérieur du sinus, mais il peut exister des phénomènes septico-pyohémiques sans aucune lésion bien constatée dans le sinus. Il y a donc lieu de décrire deux sortes de pyémies otogènes : 1° la pyémie avec throm-bose; 2° la pyémie sans thrombose du sinus latéral.

1° *PYÉMIE AVEC THROMBOSE.* — La thrombose du sinus latéral est une complication fréquente, puisque Korner a relevé, sur 115 cas de complications intracra-niennes des otites, 41 cas de thrombophlébite.

C'est principalement au cours de l'*otorrhée chronique* que l'on rencontre la thrombose du sinus; on retrouve encore ici les mêmes conditions d'âge, de sexe et de côté que pour les autres complications cérébrales.

Le sinus thrombosé devient blanc jaunâtre, il est dur, et, si on l'ouvre, on constate qu'il renferme un caillot qui remplit sa cavité.

Le thrombus peut s'étendre plus ou moins bas, vers la jugulaire; dans le crâne, il peut gagner le sinus longitudi-nal et atteindre le sinus caverneux.

Il ne tarde pas à subir la transformation purulente, à se désagréger; des particules septiques s'en détachent, donnant lieu à des *abcès métastatiques* (abcès pulmonaires, abcès arti-culaires).

Symptomatologie. — Le début est *brusque* et *à grand fracas*.

Le malade est pris, au cours d'une otite, d'un accès vio-lent de fièvre avec *grand frisson*, céphalée intense et dou-leurs rétro-mastoïdiennes, état général mauvais. Bientôt apparaissent les phénomènes généraux et locaux tout à fait caractéristiques.

Symptômes généraux. — La fièvre s'élève à 40° et présente en général un caractère *intermittent*. Les oscillations thermiques se reproduisent plusieurs fois pendant les vingt-quatre heures (Voy. fig. 137). Les frissons se répètent. Rarement la fièvre affecte un caractère rémittent, et alors l'affection prend une allure typhique. Les phénomènes généraux sont toujours très marqués. Il existe des troubles digestifs, teint terreux, diarrhée, etc.

Symptômes locaux. — Les symptômes locaux se confondent au début avec ceux de la mastoïdite; cependant, il existe parfois de façon précoce, en arrière du bord de la mastoïde, de la douleur à la pression. Ce point douloureux postérieur a une grande importance diagnostique. C'est le « cri de la pyémie » de G. Laurens.

On constate souvent, lorsque l'oblitération vasculaire est très marquée, de l'*œdème* à la portion supérieure du cou, mais ce signe est très inconstant.

Lorsque la phlébite a gagné la jugulaire, on constate du *torticolis*, une *douleur rétro-maxillaire et cervicale*, qui existe tout le long de la veine; la palpation fait reconnaître dans cette région la présence d'un cordon douloureux.

L'*extension aux sinus voisins* est révélée par des troubles particuliers. L'extension au sinus longitudinal supérieur donne lieu à la distension des veines du cuir chevelu. La propagation au sinus caverneux détermine des troubles circulatoires du côté du fond de l'œil, causant de l'œdème rétinien.

La localisation de la *thrombose au niveau du golfe de la jugulaire* donne une allure toute spéciale à l'affection. L'infection du golfe peut se faire de façon primitive, sans altération du sinus, mais c'est surtout au cours de l'opération que l'on diagnostique la thrombose du golfe.

Marche. Durée. Évolution. — La thrombose du sinus latéral évolue plus ou moins rapidement, soit en quelques jours, soit en plusieurs semaines.

Suivant l'allure spéciale de la maladie, la prédominance de tel ou tel symptôme, on a décrit dans cette affection *plusieurs formes : typhique, septicémique, méningée*, etc.

Évolution. — La thrombophlébite du sinus latéral abandonnée à elle-même *aboutit invariablement à la mort*, soit par extension aux méninges, soit par œdème cérébral, d'autres fois par suite de l'infection générale avec ictère, hémorragie, ou par la production d'accidents métastatiques, abcès du poumon ou manifestations pyohémiques diverses.

La guérison spontanée par transformation fibreuse du caillot est tout à fait exceptionnelle.

Le pronostic est cependant aujourd'hui beaucoup moins grave, l'opération qui consiste à ouvrir et à drainer le sinus donnant 55 p. 100 de guérison (Korner).

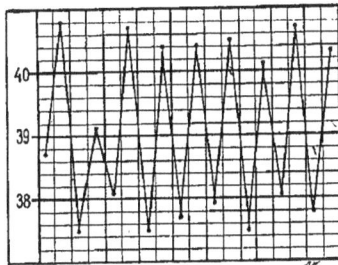

Fig. 137. — Courbe de température de septicémie auriculaire (avec ou sans thrombose du sinus).

Diagnostic. — Le diagnostic doit autant que possible être fait *de façon précoce*, car c'est surtout au début que l'on peut intervenir utilement pour le malade. Le tableau symptomatique, lorsqu'il existe de la fièvre avec grands frissons, céphalée intense, cordon douloureux le long de la jugulaire, torticolis, doit faire songer à la thrombose du sinus.

Au cours de l'intervention, on diagnostiquera la thrombose, lorsque, ayant découvert le sinus, il présente une couleur feuille-morte et lorsque la paroi semble offrir de la résistance au doigt, et est dépourvue de battements. La ponction exploratrice, avec la seringue de Pravaz, est tout à fait indiquée pour trancher le doute.

Il est important de savoir *si la jugulaire est atteinte* en même temps que le sinus. Le diagnostic est toujours très difficile ; si le doigt sent sur la jugulaire un cordon dur, douloureux, de l'empâtement, on peut dire qu'il y a phlébite de ce vaisseau. Mais, la plupart du temps, le diagnostic est impossible à faire et ce n'est qu'au moment de l'intervention que l'on pourra localiser la phlébite soit au sinus latéral, soit à la jugulaire, ou à la fois à ces deux vaisseaux.

Traitement. — Le traitement doit comprendre suc-

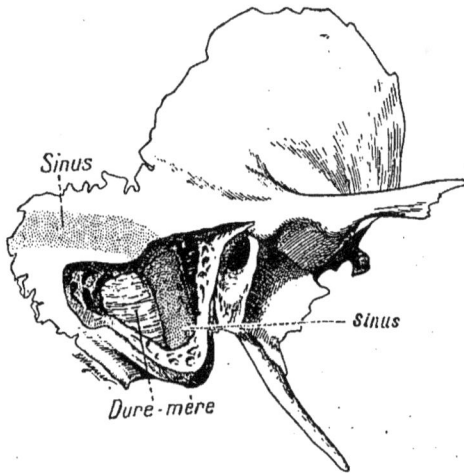

Fig. 138. — Mise à nu du sinus et de la dure-mère cérébelleuse dans les interventions sur le sinus ou le cervelet.

cessivement les étapes suivantes : après l'opération d'évidement faite sur la mastoïde, mettre à nu le sinus et alors se conduire de la façon suivante (fig. 138) :

Ouvrir le sinus largement et curetter, laver tout ce qui existe à son intérieur, laisser une mèche qui le draine ; on liera ensuite la jugulaire aussi bas que le dicte l'étendue du thrombus. On voit surtout dans cette ligature l'avantage de couper court aux dangers d'infection et la plupart des auteurs la pratiquent aujourd'hui systématiquement, même avant l'ouverture du sinus latéral.

2° *SEPTICÉMIE-PYÉMIE OTIQUE SANS THROM-*
BOSE. — Korner le premier a distingué de la forme précédente, caractérisée par la thrombophlébite du sinus veineux, une variété de pyémie également d'origine otique
qui ne présente pas de lésions apparentes du sinus.

Pathogénie. — Plusieurs théories ont été proposées
pour expliquer cette forme. Nous ne citerons que les deux
principales :

1° La première est émise par Leutert : il y aurait encore
ici thrombose, mais celle-ci ne serait pas obliterante et
uniquement pariétale ;

2° Dans la deuxième il y a passage direct des produits
infectieux dans la circulation, soit par le sinus lui-même
dont le contenu ne se thrombose pas, soit par les petits
vaisseaux qui sillonnent tout le rocher. Cette dernière théorie semble plus acceptable. C'est, en somme, une véritable
septicémie auriculaire, analogue à la septicémie puerpérale,
d'une plaie, etc.

Évolution clinique. — Bien qu'elle lui ressemble
beaucoup, elle diffère de la forme avec thrombose par certains points particuliers.

Elle peut se produire au cours d'une *otite aiguë* sans
lésions mastoïdiennes, contrairement à la précédente qui
ne survient guère qu'au décours de la mastoïdite et aussi
comme complication de l'otorrhée chronique.

La fièvre présente les mêmes caractères intermittents à
grandes oscillations.

Les *accidents métastatiques* sont plus rares et ils affectent
plutôt un caractère périphérique (articulations, muscles),
tandis que les abcès dans la thrombose se font surtout
dans le poumon à cause des dimensions plus grandes des
embolies s'opposant à leur passage au delà des capillaires
pulmonaires.

Pronostic. — Il est moins grave que dans la forme
précédente, la guérison spontanée étant ici fréquente ; mais

il existe des formes spécialement graves, septicémiques, qui mènent le malade à la mort. Un de nos malades a succombé à un abcès métastatique de la fosse iliaque, deux autres à la septicémie généralisée.

Diagnostic. — Le diagnostic des deux formes s'appuie donc sur l'ensemble de signes dont nous venons de parler : il doit être établi bien exactement, le pronostic et la thérapeutique étant tout à fait différents.

Traitement. — Le traitement a été bien réglé par G. Laurens (1).

S'il y a *pyémie avec otite aiguë sans localisation mastoïdienne*, faire un traitement purement otologique en assurant le drainage de la caisse par paracentèse.

S'il y a *mastoïdite*, ouvrir l'apophyse et dénuder le sinus pour l'explorer.

Si la *pyémie évolue sans réaction apophysaire*, mais avec signes de grande infection, ouvrir l'antre ; s'il est sain, aller quand même au sinus, car il peut exister une sinusite sans mastoïdite. Ponctionner le sinus : si l'aiguille ramène du pus, c'est qu'il est thrombosé ; alors, utiliser le traitement indiqué au chapitre précédent.

Les *accidents métastatiques* (abcès) accessibles à notre intervention seront traités chirurgicalement de façon précoce ; aussi convient-il d'examiner quotidiennement toutes les parties du corps chez de pareils malades, ces abcès ayant une forme et un début tout à fait insidieux.

Abcès du cerveau.

Plus de la moitié des abcès du cerveau sont consécutifs à des otites suppurées, aussi l'étude des abcès cérébraux otitiques mérite-elle toute notre attention.

Étiologie. — C'est surtout au décours des *otites moyennes*

(1) LAURENS, Rapport à la Société française d'oto-laryngologie, mai 1900.

chroniques que l'abcès du cerveau se développe. Le *cholestéatome* semble être le grand facteur étiologique de cette complication.

De même que pour les autres complications intracraniennes, c'est une affection que l'on rencontre surtout chez l'adulte et du côté droit.

La rétention purulente apporte également son action occasionnelle, puisqu'il est fréquent de voir coïncider l'apparition de l'abcès cérébral avec la disparition d'une otorrhée.

Les traumatismes du crâne et parfois les coups de gouge au décours d'une trépanation ne sont point aussi sans avoir quelque importance dans leur étiologie.

Les abcès cérébraux sont *consécutifs* la plupart du temps à des *foyers d'ostéite*, qui siègent soit au niveau du toit de la caisse ou de l'antre, d'où la formation d'un foyer de pachyméningite ; consécutivement, et par suite de l'adhérence de la dure-mère aux méninges, une fistule se déclare, amenant la contamination de la substance cérébrale et finalement la formation d'un abcès.

Lorsqu'il s'agit d'abcès cérébelleux, la lésion siège sur la paroi postérieure de l'antre mastoïdien.

Mais l'altération peut se produire *directement* sans lésions osseuses, par l'intermédiaire des veines du diploé, des vaisseaux de la pie-mère et des lymphatiques.

Anatomie pathologique. — Au point de vue de leur fréquence respective, la proportion est d'environ un abcès du cervelet pour trois du cerveau.

1° **Abcès du cerveau.** — Siège. — Tantôt l'abcès effleure le cortex ; d'autres fois, au contraire, il est profond et séparé du foyer causal par une couche épaisse de substance blanche.

Il siège généralement du même côté que la lésion otique ; le plus souvent, c'est dans le lobe temporo-sphénoïdal, immédiatement en contact avec les lésions osseuses causales ; on peut trouver néanmoins des abcès otitiques dans le lobe frontal, dans le lobe occipital et dans le lobe pariétal.

Volume. — Leur volume varie, pouvant atteindre celui d'un gros œuf de poule, contenant parfois jusqu'à 100 grammes de pus (1).

Nombre. — L'abcès est en général unique, mais les collections purulentes peuvent être multiples (13 p. 100, d'après la statistique de Gawers) et être tout à fait isolées les unes des autres.

Pus. — Le pus contenu dans l'abcès est bien lié, d'aspect crémeux, jaunâtre ou légèrement verdâtre ; il est souvent fétide. La cavité qui le contient est parfois absolument lisse, il semble que le tissu cérébral s'est condensé et a formé une sorte de membrane qui limite l'abcès ; cet enkystement se remarque surtout dans les formes chroniques.

Au contraire, dans les cas aigus, à évolution rapide, et qui ont une grande tendance à la diffusion, le tissu cérébral qui environne la poche est œdématié, blanc jaunâtre, et l'on distingue très mal les limites où s'arrête la suppuration. Des lambeaux de substance blanche flottent dans la cavité abcédée.

Évolution de l'abcès. — Abandonné à lui-même, l'abcès n'a pas de tendance à la résorption spontanée; il ne tarde point à se compliquer de méningite et de thrombose des sinus avoisinants, ou bien il s'ouvre dans la cavité ventriculaire, ou à la surface du cerveau.

Exceptionnellement, l'abcès s'évacue au dehors par le foyer osseux qui en est le point de départ.

2° **Abcès cérébelleux.** — L'abcès cérébelleux siège dans la région antéro-externe du cervelet, c'est-à-dire dans la région où le cervelet est en contact avec la paroi antrale ou avec le labyrinthe.

(1) Observation personnelle.

Par son volume et sa consistance, il ressemble tout à fait à l'abcès du cerveau; toutefois, il est presque toujours unique, et il semble présenter une plus grande tendance à l'enkystement.

Symptomatologie. — 1° **Abcès du cerveau.** — Les *abcès cérébraux* présentent, peut-on dire, une symptomatologie très variable et souvent incomplète. Il convient parfois de se contenter de l'un des symptômes bien caractérisés, pour établir le diagnostic.

Début. — Le début de l'abcès cérébral est *insidieux*; c'est tantôt un malade jouissant d'une bonne santé habituelle, mais qui n'a pas pris garde à un léger suintement de l'oreille auquel il n'attachait aucune importance, qui brusquement tombe dans le coma sans autre prodrome; à l'opération ou à l'autopsie, on trouve un abcès du cerveau.

Ou bien, il s'agit d'un malade opéré déjà de mastoïdite et qui présente simplement, au décours des pansements, de la *céphalée*, de l'*affaiblissement*, de l'*anorexie*, une teinte jaunâtre, indiquant qu'il fait une suppuration quelque part sans qu'aucun symptôme permette de préciser le siège de celle-ci. Il se produit tout à coup des phénomènes graves, et il est emporté en quelques jours.

Cette latence du début, comme on le voit, peut persister pendant longtemps et amener sans grand symptôme le malade à la phase terminale, mais il est plus courant de voir se constituer, dès que l'abcès a acquis un certain volume, une série de phénomènes bien caractérisés.

A l'exemple de Bergmann, nous les diviserons en trois groupes : les signes de suppuration, les signes de compression et les signes de localisation cérébrale.

Signes de suppuration. — La fièvre est on ne peut plus irrégulière; elle peut manquer, atteindre 38°-39°; ce qu'il faut retenir, c'est qu'*elle est rarement élevée*.

Les frissons sont exceptionnels et un fait frappe l'obser-

Guisez, *2e édit.*   III. — 15

vateur, c'est la teinte plombée du visage, cet aspect toujours particulier que prend le malade qui suppure.

SIGNES DE COMPRESSION. — Les symptômes de compression se caractérisent par de la *céphalée* qui est, on peut le
dire, le symptôme dominant de l'abcès cérébral. Elle est
toujours très marquée, occupant la moitié du crâne, offrant
peu de rémissions, s'accentuant dans les mouvements,
dans les déplacements de la tête.

Exceptionnellement, la percussion peut éveiller un
point douloureux sur le crâne, et lorsque ce signe
existe, il a une grande valeur pour la localisation de
l'abcès.

Le malade est atteint de *vertiges*, il ne peut pas s'asseoir
sur son lit sans tituber, à plus forte raison ne peut-il se
tenir sur ses jambes.

Les *vomissements* cérébraux sont verdâtres et se produisent sans efforts, à l'occasion des mouvements.

La *respiration* est lente, régulière et conserve le type
normal.

Aux symptômes de compression, on peut rattacher le
ralentissement du pouls. Le pouls marque 55 ou même
descend à 45 pulsations à la minute, avec une température
de 38°,5 ou 39°. Il y a donc dissociation entre l'élévation
de la température et l'état du pouls.

Signes oculaires. — On a signalé de l'inégalité pupillaire,
de la névrite optique et de la stase papillaire qui n'est
nullement caractéristique, car on peut la rencontrer également dans la méningite.

Les troubles psychiques sont très marqués. Le malade est
abattu, affaissé, il présente de l'apathie, de la somnolence
qui s'accusent de plus en plus ; ses réponses sont difficiles
et il ne tarde pas à tomber dans le *coma.*

SIGNES DE LOCALISATION. — Les signes de localisation
sont variables suivant le siège de l'abcès.

Si l'abcès siège à gauche, si la troisième circonvolution

frontale gauche est atteinte, il se produit de l'*aphasie motrice*, de même que de la *surdité verbale* et de l'*anosmie*, suivant que l'abcès occupe tel ou tel point de la zone rolandique ; on peut observer aussi des troubles de la sensibilité, par exemple de l'*hémianesthésie* du côté opposé à la lésion.

L'*hémianopsie* est un signe de grande valeur, car il indique la localisation d'un abcès dans le lobe occipital ; ce signe consiste dans la disparition de la fonction de la moitié des deux rétines correspondant au côté lésé du cerveau.

Au nombre des symptômes de localisation, citons des *phénomènes d'excitation*, par exemple l'*épilepsie jacksonienne* si la lésion siège au niveau du sillon de Rolando ; d'autres fois, au contraire, ce sont des **signes de paralysie** se manifestant du côté opposé à l'abcès, atteignant d'abord la face, puis le membre supérieur, affectant quelquefois le caractère hémiplégique.

Lorsque les abcès du cerveau se rapprochent de la base, on peut voir de la paralysie des nerfs de la troisième, de la sixième et de la septième paire.

2° **Abcès cérébelleux.** — Les abcès cérébelleux ont une symptomatologie qui se rapproche beaucoup de celle des abcès du cerveau. Ils sont tout aussi insidieux.

Mais la *céphalée* a ici une prédominance *occipitale* ; le *vertige* est plus fréquent et plus marqué que dans l'abcès cérébral, et l'*ataxie cérébelleuse* avec la raideur de la nuque et l'attitude du malade sont tout à fait caractéristiques.

On constate très souvent des lésions paralytiques des nerfs craniens à cause de leur voisinage avec la région de la base du cerveau.

Évolution. Marche. Durée. Terminaison. — L'évolution des abcès intracérébraux est quelquefois **foudroyante**, ne durant que quelques jours ; mais, la plupart du temps, elle est longue et le début est tout à fait indieux et latent, la première période pouvant durer plusieurs semaines. Elle présente très souvent des **rémissions** plus ou moins longues avec alternatives d'amélioration et d'aggravation, jusqu'au jour où les phénomènes s'accentuent et où la mort survient.

La terminaison *est en effet fatale* lorsque l'abcès est abandonné à lui-même. Si l'abcès se rompt dans la cavité ventriculaire, la mort survient en quelques heures avec des phénomènes épileptiformes. S'il s'ouvre à la surface du cerveau ou s'il détermine par contiguïté l'infection des méninges, il en résulte des phénomènes de méningite qui ne tardent point à amener le coma et la mort à bref délai.

La guérison paraît tout à fait exceptionnelle ; Politzer admet cependant qu'elle pourrait se produire par ouverture de l'abcès dans les cavités de l'oreille et drainage par une fistule.

Le *pronostic* est certainement amélioré par le traitement; mais il reste néanmoins tout à fait grave, et la guérison ne doit être proclamée définitive qu'après avoir suivi le malade pendant de longs mois, cette affection étant sujette à des récidives à plus ou moins brève échéance.

Diagnostic. — Ainsi que le dit Luc dans son remarquable traité (1) : « La question du diagnostic de l'abcès encéphalique implique deux problèmes : 1° celui de l'existence; 2° celui du siège de la collection purulente ».

1° *Diagnostic de l'existence d'un abcès*. — Il y aurait le plus grand intérêt à faire le diagnostic de façon précoce. Or, nous savons qu'au début les symptômes sont on ne peut plus mal esquissés et que l'affection est tout à fait latente.

Chez un malade porteur d'une lésion d'oreille, on doit penser à un abcès, s'il existe une *céphalée tenace*, et

(1) Luc *Loc. cit.*

surtout si l'on voit se produire des phénomènes de *dépérissement*, de *cachexie*, et s'il coexiste en même temps du *ralentissement du pouls*. De même, s'il se montre des phénomènes de localisation, épilepsie jacksonienne, paralysie, hémiplégie, aphasie, etc., le diagnostic sera facile à établir.

Mais il ne faut pas oublier que, la plupart du temps, le tableau *symptomatique n'est qu'esquissé* ; il n'existe par exemple que de la céphalée ou simplement du ralentissement du pouls, ou cet état cachectique tout particulier que nous avons décrit plus haut.

La *méningite* n'a pas du tout le même aspect clinique que l'abcès cérébral : le début est plus brusque, l'allure plus bruyante. La ponction lombaire du reste donne, dans ce cas, un liquide trouble ou polynucléaire. La *phlébite du sinus* présente un cortège de grands frissons, de fièvre, de céphalée tout à fait caractéristique.

2° **Diagnostic du siège de l'abcès**. — Le problème est souvent difficile à résoudre. Rarement, en effet, on observe des signes de localisation précise.

Les abcès consécutifs aux otites siègent presque toujours dans le lobe temporo-sphénoïdal.

La localisation de l'abcès dans le cervelet est caractérisée par de la céphalée occipitale, des vertiges et souvent de la raideur de la nuque.

Il convient de s'aider, au moment de l'opération, de la recherche dans la plaie de points osseux dénudés, des FOYERS D'OSTÉITE et de voir où ils mènent. C'est ainsi que la carie du toit de l'antre indique de préférence la localisation de l'abcès dans le lobe temporo-sphénoïdal. Si la fistule siège dans la paroi postérieure de celui-ci, c'est dans le cervelet qu'il faut rechercher l'abcès ; autrement dit, c'est en se laissant guider par les lésions que bien souvent le chirurgien est conduit à la collection purulente.

Traitement. — Le traitement doit être *uniquement chirurgical*.

Dès que l'abcès est constitué et diagnostiqué, il faut l'ouvrir et le drainer le plus rapidement possible. En agissant ainsi, on aura quelques chances de sauver le malade.

Mais il faut encore intervenir, même si celui-ci est dans le coma, à cause des résultats surprenants que donne l'évacuation d'une collection purulente intracérébrale en pareils cas.

Les procédés d'attaque des abcès du cerveau sont multiples et nombreux; ils sont basés sur nos connaissances des localisations cérébrales.

Nous voudrions seulement dire, à ce point de vue, que tous les otologistes se dirigent aujourd'hui vers les lésions cérébrales ou cérébelleuses en utilisant la brèche osseuse pratiquée dans l'opération mastoïdienne faite au préalable. On va de proche en proche vers l'abcès cérébral en passant : soit au niveau du toit de l'antre et de la caisse, pour la recherche des abcès du lobe temporo-sphénoïdal; soit en arrière du sinus latéral, pour la recherche des abcès du cervelet.

L'abcès une fois ouvert est évacué et drainé pendant très longtemps, et ce n'est qu'après des soins prolongés que l'on pourra prononcer le mot de guérison.

Méningite. Lepto-méningite.

Étiologie. Pathogénie. — La méningite purulente n'est souvent que la *complication ultime* des autres localisations intracraniennes, abcès du cerveau, thrombose du sinus.

Mais l'inflammation de la dure-mère peut survenir comme *localisation isolée* de la suppuration intracranienne.

Elle est plus rare que les autres complications. Chez l'enfant, en particulier, cette complication est fréquente d'emblée. La disposition anatomique de la caisse en rapport avec les méninges par les fissures pétro-squameuses explique cette localisation plus fréquente chez l'enfant que chez l'adulte.

Comme dans l'abcès cérébral, la pénétration des germes peut se faire *par contiguïté* à la faveur de lésions d'ostéite, ou bien *par continuité* par l'intermédiaire des canaux qui traversent le rocher et qui sont une voie toute tracée à la marche du pus (conduit auditif, aqueduc). La rétention purulente favorise l'infection des méninges.

Anatomie pathologique. — Les lésions ne diffèrent pas de celles de la méningite en général.

Il y a lieu de distinguer deux formes : la forme séreuse et la forme purulente.

Dans la *forme séreuse,* on constate une grande accumulation de liquide séreux à peine trouble : il s'agit là d'une inflammation méningée, plus irritative que purulente.

Dans la *forme purulente,* l'aspect est semblable à celui de toutes les autres méningites : traînées de pus le long des vaisseaux, infiltration par plaques purulentes. En tout cas, les lésions sont localisées ou prédominent pendant long-temps au voisinage du foyer osseux, cause de l'infection.

Symptomatologie. — Le début est presque toujours *brusque* avec céphalée intense, d'abord localisée, puis généralisée. Élévation de la température à 39° ou 40°. Il y a un état nauséeux et vertigineux, de la photophobie.

Puis, dès que la méningite est installée, elle va évoluer suivant deux phases successives :

1° Dans la première, il se produit des *symptômes d'irritation : vertiges, vomissements, convulsions,* délire, *raideur de la nuque, hyperesthésie cutanée et musculaire.*

La *fièvre* est toujours élevée, affecte une marche plus ou moins régulière ; quelquefois il se produit de courtes élévations de température suivies de rémission. Le pouls suit la marche de la température.

2° Dans une deuxième phase surviennent des *paralysies :*

dilatation avec inégalité pupillaire, hémiplégie, paralysie faciale, paralysie des sphincters.

Du côté des yeux, on note des paralysies oculaires; l'oculo-moteur commun est atteint; il en résulte de la diplopie. Il peut en être de même du droit externe.

La température s'élève, le pouls se ralentit; la mort survient généralement dans le coma.

Diagnostic. — Le diagnostic s'établit avec une grande facilité avec les autres complications des otites, septico-pyohémie, thrombose du sinus latéral (Voy. plus haut), et en dehors de celles-ci avec des *crises de méningisme*, en particulier chez les enfants, ou avec des phénomènes *hystériformes*.

Il ne faut point oublier aussi que la présence d'une otite aiguë n'exclut point l'éventualité d'une *méningite tuber-culeuse* qui préexiste à l'otite.

La *ponction lombaire* donne pour le diagnostic les plus précieuses indications; elle ramène, dans la méningite purulente aiguë, un liquide trouble avec présence de polynu-cléaires. Dans la méningite séreuse, le liquide céphalo-rachi-dien reste limpide et clair.

Évolution. Pronostic. — L'évolution de la méningite otique peut être *suraiguë*, aboutissant rapidement au coma, ou au contraire *traînante*, pouvant affecter une marche chronique avec rémissions. La mort est la règle.

Ce pronostic grave est cependant atténué par le trai-tement et l'on connaît aujourd'hui des cas de guérison de méningite suppurée confirmée, grâce à une intervention chirurgicale étendue et à la ponction lombaire. La mé-ningite séreuse semble la plus curable, et de nombreux exemples de guérison en ont été signalés par les différents auteurs, à la suite ou non d'intervention chirurgicale.

Traitement. — C'est à propos de la méningite qu'il convient de dire que *le chirurgien ne doit jamais désarmer*, puisque la guérison peut être obtenue dans des cas

désespérés, et qu'un certain nombre de méningites guérissent par un traitement chirurgical approprié. Il faut
toujours entreprendre quelque chose pour guérir son malade, même si la ponction lombaire a révélé un liquide
purulent.

Il sera nécessaire avant tout de pratiquer une désinfection et un nettoyage aussi complets que possible du
foyer osseux carié, par l'évidement mastoïdien et la mise
à nu de la dure-mère dans une zone plus ou moins étendue.
Dans certains cas, même, il sera indiqué d'inciser la dure-
mère et de drainer la cavité arachnoïdienne ; cette thérapeutique a été parfois efficace dans les cas de méningite
séreuse ou circonscrite.

La *ponction lombaire* présente un effet nettement curatif ;
nombreuses sont aujourd'hui les observations où des
ponctions lombaires répétées, évacuant de 20 à 30 grammes de liquide, combinées à une désinfection exacte du
foyer osseux, ont amené la guérison de méningites non
seulement séreuses, mais aussi nettement purulentes, à
staphylocoques, streptocoques.

VII. — MALADIES DE L'OREILLE INTERNE

Parmi les maladies de l'oreille, celles du labyrinthe sont les moins connues, à cause de la difficulté que l'on a à explorer cette portion de l'oreille et de sa complexité.

Quels sont les symptômes qui caractérisent une affection de l'oreille interne en général ?... Il y en a trois principaux : ce sont les vertiges, la surdité, les bruits subjectifs.

Dans toutes les affections de l'oreille interne, les accidents présentent un début brusque ; la *surdité* est d'emblée très marquée et elle est surtout accentuée pour les sons élevés ; les sons graves sont encore relativement bien entendus.

Les différentes *épreuves auditives* donnent les résultats suivants :

Pour l'épreuve de Weber, le diapason est latéralisé du côté sain. Le Rinne est positif. Si l'on pratique l'épreuve de Schwabach, on constate que la durée de la perception du diapason osseux est beaucoup réduite.

Enfin, au nombre des troubles auditifs particuliers aux lésions labyrinthiques, signalons la *paracousie*, c'est-à-dire l'audition fausse de certains sons.

Le *vertige* est le symptôme, peut-on dire, caractéristique d'une affection labyrinthique ; il présente des caractères très spéciaux, que nous décrirons plus loin (vertige de Ménière).

Les *bruits subjectifs* sont toujours très accentués.

Comme on le voit, cette triade symptomatique se rencontre en somme dans toutes les affections de l'oreille interne (1).

(1) Cela restreint singulièrement l'autonomie du vertige de Ménière que nous décrirons plus loin et qui, dans l'esprit de son auteur, était dû uniquement à l'hémorragie labyrinthique.

Or, celles-ci peuvent se grouper suivant différentes modalités cliniques : tantôt, il s'agit de *simples troubles circulatoires*, capables de donner des symptômes très marqués ; d'autres fois, au contraire, il existe de *véritables lésions intralabyrinthiques*, par exemple : traumatismes, inflammations aiguës ou chroniques, hémorragies.

Troubles circulatoires.

Il s'agit soit d'anémie, soit d'hyperémie du labyrinthe.

1° *ANÉMIE DU LABYRINTHE.* —Elle peut s'observer à la suite d'une hémorragie grave, dans la *chlorose*, au cours de certaines *affections cardiaques*, chez les *artérioscléreux*.

Traitement. — Contre l'anémie du labyrinthe, on donnera au malade du fer, si c'est un anémique, de la digitale, si c'est un cardiaque, de la caféine ou de l'iodure aux artérioscléreux.

Le nitrite d'amyle amène une disparition rapide des accidents dus à l'anémie labyrinthique, mais son action est toute passagère. Lermoyez conseille de recourir plutôt à la trinitrine que l'on emploie de la façon suivante :

Solution alcoolique de trinitrine à 1 p. 100. XXX gouttes.
Eau distillée............................ 300 grammes.

Faire prendre d'abord 3 cuillerées à dessert par jour de cette solution, puis élever peu à peu la dose à 3 cuillerées à soupe. Le traitement est suivi pendant vingt jours consécutifs par mois et interrompu pendant les dix jours suivants.

2° *HYPERÉMIE DU LABYRINTHE.* — Elle est beaucoup plus fréquente que l'anémie.

Elle peut être déterminée par des congestions *actives* ou passives. Les premières se rencontrent dans tout ce qui congestionne la tête, par exemple après une digestion difficile, dans certaines intoxications et lorsqu'il y a inflammation aiguë de la caisse et hyperémie véritable. Les troubles congestifs de la ménopause, la goutte, les hémorroïdes sont capables d'amener l'hyperémie du labyrinthe.

Les affections du cœur, du poumon à une phase avancée déterminent des congestions *passives*.

Les symptômes sont assez semblables à ceux de l'anémie. Pour *diagnostiquer* l'anémie de l'hyperémie labyrinthique, diagnostic très important à faire au point de vue du traitement à instituer, on tiendra compte de l'exagération des symptômes qui se produisent lorsqu'il y a hyperémie dans la déclivité de la tête, dans l'effort au moment des digestions, sous l'influence de l'ingestion des boissons alcooliques. Enfin, l'épreuve du nitrite d'amyle, conseillée par Lermoyez, au lieu d'amener un soulagement dans tous les symptômes, comme on l'observe dans les cas d'anémie labyrinthique, ne fait que les exagérer.

Traitement. — Contre les troubles labyrinthiques congestifs, on prescrira à l'intérieur le sulfate de quinine à la dose de 5 à 10 centigrammes par jour. La quinine est en effet un décongestionnant de l'oreille. D'autres fois, on pourra donner des vaso-constricteurs, l'aconit par exemple, on fera de la révulsion sur l'apophyse mastoïde, on y placera des sangsues, on administrera au malade un purgatif drastique, enfin on s'attaquera à la cause principale : affection du cœur, du poumon, etc.

3° *HÉMORRAGIES DU LABYRINTHE.* — Elles sont déterminées par des affections diverses : en premier lieu, par tous les phénomènes congestifs qui peuvent amener l'extravasation de sang à travers les parois des vaisseaux.

Citons également les traumatismes, la toux, les chutes sur la tête, enfin les lésions locales qui sont sous la dépendance d'affections générales, comme le diabète, la leucocythémie. On observe également ces hémorragies dans certaines intoxications, dans les lésions du cerveau, du bulbe, etc. L'hémorragie est soit localisée à une portion du labyrinthe, soit généralisée.

C'est à l'hémorragie labyrinthique qu'est dû le syndrome auquel Ménière a attaché son nom (**vertige de Ménière**) (Voy. plus loin, p. 240), etc.

La guérison est possible par résorption du sang épanché.

Le diagnostic de l'hémorragie labyrinthique est toujours très difficile à poser. Néanmoins, on devra toujours y penser, en présence d'un début brusque et en particulier après les traumatismes, ou lorsque, chez les congestifs, ils surviennent après des quintes de toux.

Le traitement consistera principalement en séjour au lit, sangsues sur l'apophyse mastoïde, injections sous-cutanées d'ergotine, applications de glace sur la tête.

4° *INTOXICATIONS DU LABYRINTHE.* — Elles peuvent se produire sous l'action des sels de quinine, de l'acide salicylique, du chloroforme, du tabac, de l'alcool. On sait que la limite de la tolérance de la quinine, de l'acide salicylique est indiquée par l'apparition de bourdonnements.

Il faut donc éviter, chez les malades dont les oreilles sont déjà atteintes, l'administration de ces médicaments.

On fera cesser l'usage du tabac aux fumeurs. Sauf dans les formes invétérées, tous les troubles cessent quand la cause est supprimée.

Inflammation du labyrinthe.

L'inflammation peut envahir le labyrinthe et, bien que les travaux qui concernent les *suppurations* et les *inflammations du labyrinthe* soient très restreints, on a déjà des données assez précises sur les *labyrinthites suppurées*, leur diagnostic et leur traitement.

Étiologie. — 1° Presque toujours les labyrinthites suppurées sont *secondaires*, consécutives aux inflammations et aux suppurations de la caisse. Cette complication s'observe aussi bien au cours des affections aiguës de l'oreille, que pendant les affections chroniques.

La propagation de la suppuration labyrinthique de l'oreille moyenne se fait le plus souvent par altérations osseuses au niveau d'une fistule. Le traumatisme joue parfois un rôle dans l'apparition de ces phénomènes labyrynthiques, par exemple dans les fractures du rocher, dans l'opération de l'évidement pétro-mastoïdien, au cours duquel il peut se produire une lésion d'un des canaux semi-circulaires.

Le pus qui envahit le labyrinthe se propage au cerveau et aux méninges avec la plus grande facilité, par l'intermédiaire des différents canaux (aqueduc du limaçon, conduit auditif interne).

2° Il existe une forme *primitive* de l'affection (et Voltolini l'a décrite le premier) s'observant chez les enfants comme manifestation isolée d'une maladie infectieuse (*maladie de Voltolini*) (1).

On conçoit très bien que la labyrinthite suppurée est des plus graves ; aussi importe-t-il de savoir en reconnaître l'existence.

Symptomatologie. — 1° *Forme primitive.* — La maladie de Voltolini frappe un enfant brusquement ; il a de la fièvre, des convulsions, puis ces phénomènes rétrocèdent et il garde des vertiges, de la titubation et de la cophose qui sera incurable.

2° *Forme secondaire.* — On pourra soupçonner qu'il y a de la pyolabyrinthite, par exemple lorsque, après l'évidement pétro-mastoïdien, il persiste de la fièvre, de la

(1) Pour la plupart des auteurs, il s'agit de la maladie de Voltolini ou pyolabyrinthite, mais d'autres disent que la bilatéralité des lésions est contre cette théorie ; ils admettent que les méninges participent au processus, d'où la bilatéralité des lésions. Pour Politzer, se basant sur plusieurs autopsies, il s'agit d'une labyrinthite double.

céphalée, en même temps qu'apparaissent des vertiges, de la surdité et le syndrome labyrinthique.

Du côté des yeux, on note, comme symptôme constant et en quelque sorte caractéristique, le *nystagmus*. Consistant en un mouvement incessant des globes oculaires, lorsque le malade fixe un objet, il est la plupart du temps horizontal, et se produit surtout si l'on fait regarder du côté sain. La démarche est chancelante ; le malade est incapable de se tenir debout les yeux fermés.

Si l'on explore le conduit auditif et l'oreille, on constate bien souvent un point fistuleux au niveau du labyrinthe ; la paroi labyrinthique peut être nécrosée.

La pyolabyrinthite suppurée évolue plus ou moins rapidement, et l'on a pu en décrire deux formes : une forme aiguë et une forme chronique.

Le diagnostic est, comme on le voit, en général facile lorsque l'affection survient au décours d'une suppuration de l'oreille moyenne et que le syndrome labyrinthique est au complet.

Traitement. — Le traitement chirurgical est, dans cette région délicate, toujours difficile.

Dans quelques cas, le simple évidement pétro-mastoïdien suffit pour faire disparaître les phénomènes de pyolabyrinthite.

La description des opérations pratiquées sur le labyrinthe dépasse le cadre de ce travail, et du reste elles sont loin d'être courantes dans notre spécialité ; la mortalité à laquelle elles donnent lieu est encore aujourd'hui très élevée.

Vertige auriculaire et vertige de Ménière.

Ménière a décrit, en 1861, une maladie caractérisée par la *triade symptomatique : vertiges, bourdonnements, surdité*, et anatomiquement par l'*hémorragie du labyrinthe*, lésion que cet auteur avait constatée à l'autopsie qui servit de base à son mémoire.

Il s'agissait donc d'une affection comprenant des faits très nets et limités ; mais, depuis, on a retrouvé dans d'autres circonstances le même syndrome occasionné par des lésions siégeant sur l'oreille moyenne et même l'oreille externe. C'est ainsi qu'un vulgaire bouchon de cérumen, une otite aiguë sont susceptibles de déterminer un vertige auriculaire, si bien que l'on a décrit sous le nom de maladie de Ménière tous les vertiges auriculaires.

A l'exemple de la majorité des otologistes, *nous décrirons ici le type de la maladie de Ménière due à une hémorragie du labyrinthe*, tout en faisant remarquer qu'à part la brusquerie du début, le caractère apoplectiforme de l'affection due à l'hémorragie, on retrouve ce syndrome dans toutes les maladies du labyrinthe, anémie, hyperémie, intoxication, labyrinthite aiguë suppurée.

Symptomatologie. — Gellé a magistralement décrit la *forme aiguë*, l'*accès* de vertige de Ménière.

1° *Troubles subjectifs.* — Sans cause appréciable, *au milieu de la plus parfaite santé*, un individu entend une sorte de détonation ou de sifflement dans l'oreille, des bourdonnements en même temps éclatent, des vertiges tels qu'il n'ose quitter le siège sur lequel il est assis, l'objet auquel il se cramponne. Tout tourne autour de lui. Quelquefois il tombe à terre sans pouvoir se relever ; souvent il est pris de nausées et vomit. Le patient ne perd que rarement connaissance. Les oreilles sifflent, bourdonnent ; une seule le plus souvent est prise ; la crise passée, le malade s'aperçoit qu'il est sourd.

L'attaque dure quelques minutes ou peut se prolonger pendant plusieurs heures.

Les accès se répètent à intervalles plus ou moins rapprochés et le malade devient de plus en plus sourd.

A côté de cette forme aiguë paroxystique, il y a des

formes continues : le malade est constamment en état de vertige, au cours duquel il peut se produire des paroxysmes.

Il existe également des *formes atténuées*.

Le *vertige* est, peut-on dire, le symptôme prédominant : le sujet est entraîné du côté de l'oreille malade. Les objets qui l'environnent semblent se déplacer et le sol fuir sous ses pieds. Ce vertige a comme caractère de ne point disparaître dans la position couchée et d'augmenter lorsque le malade ferme les yeux. Il est atteint de troubles de l'équilibre et ne peut se tenir les pieds joints ou sur un pied ; lorsqu'il marche, il titube.

Les *bruits subjectifs* exagèrent l'état pénible dans lequel se trouve le patient.

La *surdité*, peu prononcée lors des premiers accès, ne tarde pas à devenir complète.

Les *vomissements* sont bilieux et surviennent spontanément, sans effort.

2° **Examen otoscopique.** — A l'examen de l'oreille, on ne CONSTATE RIEN AU TYMPAN. Rinne positif, perception cranienne amoindrie ou nulle.

La répétition des accès, les vomissements produisent un état d'anémie qui, joint à l'état psychique tout spécial dans lequel le malade se trouve, ne tarde point à le débiliter et à le déprimer profondément.

Diagnostic. — On voit donc qu'il s'agit d'une affection à début brusque, procédant par crises, caractérisée par les vertiges, les bourdonnements, la surdité et l'intégrité apparente de l'oreille moyenne. Le vertige auriculaire doit être diagnostiqué de toutes les autres variétés de vertiges : *vertiges par lésions cérébrales, du cervelet, vertige stomacal, vertiges du mal de Bright, vertiges neurasthéniques*. Les caractères de ce vertige, les phénomènes auriculaires (surdité, bourdonnements) dont il s'accompagne le font distinguer des précédents.

GUISEZ, *2° édit.*   III. — 16

Il convient aussi de faire le *diagnostic étiologique*. On devra passer en revue toutes les affections susceptibles de donner lieu au vertige labyrinthique (anémie, hyperémie, intoxications, inflammation aiguë ou chronique du labyrinthe, labyrinthite suppurée au décours d'une suppuration de l'oreille).; la brusquerie du début indique une hémorragie labyrinthique.

Enfin, il ne faut pas oublier que même un bouchon de cérumen, un corps étranger qui appuie sur la membrane du tympan et consécutivement sur la platine de l'étrier, l'ankylose des osselets avec enfoncement de la platine de l'étrier, la raréfaction de l'air dans la caisse, en somme d'autres causes siégeant dans *l'oreille moyenne* et dans *l'oreille externe*, peuvent déterminer des vertiges qui cessent avec la suppression de la cause.

Pronostic. — Le pronostic est grave dans les formes sérieuses, empêchant tout travail, toute occupation.

Le vertige finit cependant par disparaître et par guérir spontanément au bout d'un temps plus ou moins long.

Traitement. — 1° *Traitement de l'accès.* — En présence d'un malade en pleine crise de vertige de Ménière, il convient de le faire mettre au lit dans une chambre bien silencieuse et de le laisser étendu dans le décubitus qui donne le moins de vertiges. Les nausées seront calmées par la potion de Rivière, l'eau chloroformée. A l'intérieur, on donnera un dérivatif intestinal. Si l'on pense à de la congestion labyrinthique, on applique localement des sangsues sur l'apophyse mastoïde.

Après l'accès, le régime lacté et une alimentation légère sont recommandés.

2° *Traitement en dehors des accès.* — Diverses médications ont été proposées et employées avec plus ou moins de succès.

Les injections de *chlorhydrate de pilocarpine*, à la dose de 1 à 2 centigrammes par jour, seront faites à une époque rapprochée du début des accidents ; par la sudation, le ptyalisme et l'émission d'urine abondante qu'elle détermine, elle peut amener une disparition des exsudats intralabyrinthiques, mais son action est inconstante.

Le *sulfate de quinine*, préconisé par Charcot à la dose de $0^{gr},75$ à 2 grammes par jour, aurait donné des résultats, mais cette administration n'est point sans inconvénient à cause des bourdonnements qu'elle exaspère ; à l'exemple de Lermoyez, nous leur préférons les doses très faibles et fractionnées à $0^{gr},05$ par jour, qui ont paru efficaces dans plusieurs cas. L'iodure à petite dose donne aussi de bons résultats : $0^{gr},80$ à 1 gramme par jour.

Babinski, espérant que la *ponction lombaire* avec évacuation d'une certaine quantité de liquide céphalo-rachidien (15 centimètres cubes à deux ou trois reprises, à cinq ou six jours d'intervalle) pourrait modifier la pression intralabyrinthique, a appliqué ce traitement à tous les vertiges auriculaires d'origine labyrinthique. Nous-même l'avons employé systématiquement chez 12 malades. Dans 4 cas, nous avons vu les vertiges disparaître, dans 5 cas il y a eu amélioration notoire, dans 1 cas aggravation, dans 2 autres résultats nuls. Nous avons obtenu dans plusieurs cas de remarquables succès par l'usage du sérum de Trunecek.

A côté de ces traitements qui visent la lésion locale, il convient également d'instituer un *traitement général* hygiénique sévère qui, dans un certain nombre de cas, nous a paru prophylactique : le malade doit éviter le bruit, les endroits mouvementés, les efforts, les exercices violents.

3° **Traitement étiologique.** — Si l'on soupçonne une hémorragie labyrinthique, l'émission sanguine par les sangsues, les saignées, sera tout à fait indiquée.

On luttera contre tout ce qui peut augmenter la pression sanguine dans l'oreille interne : affections cardiaques, artériosclérose, goutte. S'il y a de la syphilis, on instituera le traitement antisyphilitique (1).

Ce qu'il ne faut pas faire. — C'est d'essayer un traitement local (insufflations, massage, bougirage) inutile, ou même capable de donner aux *crises* une nouvelle recrudescence. C'est de négliger l'*examen de l'oreille* qui permet parfois de reconnaître qu'il s'agit simplement d'irritation labyrinthique par bouchon de cérumen, corps étranger, etc., et non de maladie de Ménière proprement dite. C'est, voyant le tympan sain, de croire que l'oreille n'est pas en jeu et d'attribuer le vertige aux causes générales (neurasthénie, état stomacal), alors que celui-ci siège dans l'oreille interne,

Névroses de l'oreille.

NÉVRALGIES DE L'OREILLE. — Elles ont pour siège les branches du trijumeau, du glosso-pharyngien qui vont innerver l'oreille.

Elles peuvent se manifester de différentes façons : ou sous forme de douleurs très vives : *otalgies* qui ont comme origine, la plupart du temps, une *lésion de voisinage* dans la bouche (carie dentaire, ulcération, lésion de l'amygdale, de la base de la langue), dans le larynx (tuberculose laryngée). D'autres fois, il s'agit de lésions *auriculaires* insignifiantes qui se traduisent par des douleurs d'oreilles exagérées, marquées principalement du côté de la mastoïde, se caractérisant par des douleurs très vives : on constate souvent des bourdonnements et de l'hyperacousie.

Le diagnostic sera fait très facilement par l'examen des dents et la constatation de l'intégrité des différentes parties de l'oreille. Il faudra au plus tôt extraire la dent

---

(1) Tout récemment, le Dr Milian, à la Société médicale des hôpitaux (septembre 1913), a insisté tout particulièrement sur l'efficacité du traitement antisyphilitique chez les malades atteints de vertige de Ménière et anciennement spécifiques.

cause de tout le mal et recourir aux médications calmantes : valérianates, bromures, aconit, pyramidon.

HYSTÉRIE DE L'OREILLE. — L'hystérie peut être localisée à l'oreille et simuler une affection organique.

1° **Mastoïdite hystérique.** — C'est ainsi qu'à propos d'une otite même légère on peut voir survenir dans la mastoïde des algies, *algies mastoïdiennes*, qui prennent le masque trompeur de la mastoïdite et qui ont amené parfois le chirurgien à opérer. La mastoïde est douloureuse spontanément et à la pression ; il existe des irradiations douloureuses, de la céphalée.

On comprend que de pareils cas aient pu amener une intervention chirurgicale sur la mastoïde. Pour éviter pareille erreur, l'examen local sera fait systématiquement et l'on recherchera les stigmates hystériques. Les douleurs sont plus vives et plus superficielles dans l'hystérie, mais on tiendra compte de ce fait que la mastoïdite vraie peut se développer chez un hystérique.

2° **Surdité hystérique.** — Débutant brusquement à l'occasion d'une émotion, d'un traumatisme, elle est d'emblée complète. Surdité avec Rinne positif, Weber non latéralisé. D'autre part, l'examen local révèle une intégrité absolue ou presque de l'oreille. Cette surdité est *variable* aux différentes périodes où on l'observe et il coexiste des stigmates caractéristiques qui font faire le diagnostic.

Le traitement sera surtout *suggestif* à l'état de veille ou pendant le sommeil. Les applications d'aimants, d'électrodes agiront surtout par suggestion, et c'est sans doute de cette façon que l'on a obtenu des résultats dans des cas de surdité hystérique.

Surdi-mutité.

Si un enfant n'entend pas dans les premiers mois de la vie, que cette surdité soit *congénitale* ou *acquise*, il ne peut apprendre à parler, bien que son organe vocal soit absolument normal; il est *sourd-muet*.

Étiologie. — La surdi-mutité est plus fréquente dans les pays montagneux (Alpes, Pyrénées, Cévennes) que dans les pays de plaine. La proportion de 7 pour 10000 sujets en pays de plaine s'élève à 24 pour 10000 en pays de montagne (Suisse, Alpes autrichiennes). Le sexe masculin lui fournit son plus fort tribut.

Il y a lieu de distinguer deux variétés dans la surdi-mutité. Elle peut être *acquise* ou *congénitale*. Il est assez difficile du reste de savoir dans quelle proportion se présentent les unes et les autres; l'origine congénitale semblerait l'emporter (Castex).

Congénitale, l'hérédité et surtout la consanguinité des parents en sont une grande cause (10 p. 100). Il en est de même de la syphilis chez les parents : hérédo-syphilis (Hutchinson).

Acquise, elle a pour cause tout ce qui, chez l'enfant, peut entraîner la surdité : les otites doubles, les méningites cérébro-spinales, les fièvres infectieuses par les otites qu'elles déterminent, les traumatismes sur la tête. Elle est plus rare chez les adénoïdiens, les lésions du cavum ne donnant que la surdité incomplète et plus tardive.

Anatomie pathologique. — Les lésions qu'on observe sont également variables, suivant que l'on a affaire à la variété congénitale ou acquise.

Dans les *surdi-mutités congénitales*, on remarque surtout de l'atrophie et de l'insuffisance de développement de l'organe auditif, du labyrinthe, du nerf optique, et même du lobe temporal, au niveau de la circonvolution de Broca et de la circonvolution temporale supérieure (zone auditive).

Les lésions de l'oreille moyenne sont surtout marquées dans la *surdi-mutité acquise*. Mais ce ne sont point elles qui donnent la véritable surdité. Elles s'accompagnent toujours de lésions de l'oreille interne, intéressant le labyrinthe, occlusion des fenêtres ovales et rondes, nécrose du labyrinthe, atrophie des nerfs optiques.

Symptomatologie. — Les parents sont les premiers à s'apercevoir que leur enfant n'entend pas et qu'il lui est par conséquent impossible d'apprendre à parler. Cependant son intelligence est intacte, il a l'air éveillé, son regard présente une mobilité toute spéciale.

Chez les sourds-muets, la toux est rauque et gutturale ; elle a un timbre particulier. Ils n'articulent aucun mot et ils poussent seulement de petits cris.

La *surdité* est rarement tout à fait complète ; il existe la plupart du temps des *vestiges d'audition* pour certains bruits ou certains sons.

Le diapason vertex ou mastoïdien n'est pas perçu. A l'examen du conduit et de la caisse du tympan, il n'y a aucune altération, sauf dans les cas de surdi-mutité acquise, due à une double suppuration de la caisse, à une atrésie du conduit, etc.

Pronostic. — Contrairement à ce que l'on pourrait supposer, la surdi-mutité congénitale est, d'une façon générale, moins grave que l'acquise (Politzer). Il n'est pas rare, dans ce cas, de voir l'ouïe se développer à la croissance. La surdi-mutité acquise est sous la dépendance de la lésion qui lui a donné naissance; il est évident que si l'on peut agir sur la cause de la surdité, la mutité s'améliorera rapidement.

Diagnostic. — Le diagnostic, chez le tout jeune sujet principalement, est parfois difficile. De ce que l'enfant a l'air éveillé, sourit à ce qu'on lui dit, aux gestes qu'on fait devant lui, il ne s'ensuit pas qu'il entende.

On recherchera la surdité en déterminant des sons (sifflet, parole à haute voix) derrière l'enfant, en évitant son regard.

Il faut aussi établir s'il s'agit de véritables sourds-muets ou d'enfants en retard ou arriérés que l'éducation pourra corriger.

Ces diagnostics sont d'autant plus difficiles que l'examen du conduit et du tympan ne donne absolument rien.

Il est toujours assez malaisé de déterminer si la surdi-mutité est congénitale ou acquise. Il convient de passer en revue les conditions étiologiques, de s'enquérir si l'enfant a jamais entendu, de faire un examen local pour voir s'il y a des traces d'otites antérieures, etc.

Traitement. — Le traitement sera à la fois pédagogique et prophylactique.

1° **Traitement pédagogique.** — Il a pour but de faire parler le sourd et de transformer le sourd-muet en sourd parlant.

Pour y parvenir, différentes méthodes ont été instituées, et à l'ancienne méthode des *signes* de l'abbé de l'Épée, qui ne peuvent être perçus que par les sourds-muets entre eux et par les initiés, on a substitué aujourd'hui la *méthode orale* par laquelle on apprend aux sourds à articuler le mot en s'aidant de la vue des objets, du toucher, de la lecture sur les lèvres et même de la palpation du larynx du professeur enseignant (méthode préconisée par Urbant-chitsch).

Il va sans dire que s'il y a des lésions de la caisse, atrésie du conduit, etc., on devra s'adresser à ces dernières et régulariser ce qui est anormal pour essayer de donner à l'oreille une meilleure acuité.

2° **Traitement prophylactique.** — Il consistera à préve-nir la surdité chez les tout jeunes enfants. On traitera au plus vite les otites doubles, on enlèvera dans le cavum tout ce qui peut être cause de surdité (amygdales, adé-noïdes).

VIII. — MALADIES OU AFFECTIONS POUVANT ATTEINDRE A LA FOIS L'OREILLE EXTERNE, MOYENNE ET INTERNE

Tumeurs de l'oreille.

Les tumeurs de l'oreille se divisent naturellement en tumeurs bénignes et en tumeurs malignes; elles peuvent atteindre soit le système de l'oreille externe (pavillon, conduit), soit l'oreille moyenne.

TUMEURS BÉNIGNES. — Les tumeurs bénignes peuvent être des *fibromes*, qui siègent principalement au niveau du lobule de l'oreille, et de ces tumeurs on peut rapprocher les *kéloïdes*, sortes d'excroissances cicatricielles qui poussent au niveau de la perforation pratiquée pour passer les boucles d'oreilles.

Les fibromes arrondis et lisses s'extirpent et guérissent facilement; les kéloïdes récidivent au contraire avec la plus grande facilité : on n'en vient difficilement à bout que par l'électrolyse et les scarifications.

Les *angiomes*, véritables tumeurs érectiles, se développent principalement sur le pavillon d'où elles vont pénétrer dans le conduit auditif. Elles se présentent tantôt sous forme de taches punctiformes plus ou moins disséminées, d'autres fois, au contraire, sous forme de larges taches de couleur vineuse, rouge ou violacée.

Les petits angiomes seront traités par des pointes de galvanocautère; mais, lorsqu'ils sont volumineux, ils seront justiciables de l'électrolyse, qui ne laisse point de cicatrices. Le pôle positif, constitué par deux à six aiguilles, est enfoncé dans la tumeur, tandis que le pôle négatif, constitué par une large électrode, est appliqué au niveau du cou. On utilise un courant de 20 à 25 milliampères, et plusieurs séances sont nécessaires, suivant le volume de l'angiome.

Les applications locales de radium sont particulièrement efficaces dans cette variété de tumeur.

Signalons encore, parmi les autres tumeurs bénignes : les *kystes sébacés*, qui présentent une consistance molle et une mobilité spéciale de la peau qui les recouvre ; ils siègent sur la face antérieure et la face postérieure du pavillon ; les *kystes dermoïdes*, les *chondromes*, etc.

TUMEURS MALIGNES. — Les tumeurs malignes peuvent être localisées soit à l'oreille externe, soit à l'oreille moyenne.

Tumeurs malignes de l'oreille externe. — Elles sont rares ; ce sont des néoplasmes circonscrits ou diffus.

La plupart du temps, ce sont des épithéliomas, ressemblant à tous les épithéliomas de la peau, greffés sur des irritations locales, des lésions d'eczéma, etc.

Ils évoluent, comme les épithéliomas cornés, avec une très grande lenteur, pouvant durer quatre, cinq et six ans. Le traitement de ces tumeurs malignes est l'ablation, ou, si celle-ci était refusée, les applications locales d'acide arsénieux et, plus récemment, les rayons de Rôntgen et le radium.

Tumeurs malignes de l'oreille moyenne. — Les tumeurs malignes de l'oreille moyenne ou bien sont consécutives à des néoplasmes de l'oreille externe qui ont envahi la caisse secondairement, ou bien se développent primitivement dans celle-ci ; ce sont quelquefois des carcinomes, mais plus souvent des épithéliomas.

Les épithéliomas de la caisse se greffent sur les otites moyennes suppurées anciennes, et, pendant une longue période, ils se manifestent par des symptômes de suppuration banale, écoulement, douleurs, etc. Mais, si l'on examine plus attentivement le fond de la caisse, on est frappé par un aspect tout particulier des bourgeons qui saignent très facilement et qui présentent un aspect granuleux, fongueux, se reproduisant avec grande rapidité dès qu'on les enlève.

Ces bourgeons ne tardent point à envahir l'oreille moyenne, l'oreille externe et la mastoïde ; si l'on opère, on est frappé par la grande extension de ces tissus bourgeonnants. A une période avancée, il existe des ganglions en avant de l'oreille et derrière le maxillaire.

L'évolution est très longue et peut durer parfois une ou deux années.

Le diagnostic est, comme on le voit, facile d'après les caractères que nous venons d'énumérer et, en tout cas, l'examen histologique tranche tous les doutes.

Le *traitement chirurgical curatif*, même par une intervention très large, quelque précoce qu'ait été le diagnostic, sera toujours impuissant à enrayer la marche de l'épithélioma.

Il ne pourra être, la plupart du temps, que *palliatif* ; on enlève les bourgeons qui occasionnent de la douleur par rétention, on diminue la fétidité des écoulements par des irrigations avec des liquides antiseptiques, de l'eau oxygénée, etc. On empêche les hémorragies par des tamponnements, des bains d'eau oxygénée, etc. Enfin, on obtient un véritable soulagement des phénomènes douloureux en curettant le conduit de la caisse et parfois en évidant la mastoïde.

Syphilis de l'oreille.

On peut observer dans l'oreille, et nous décrirons successivement : la syphilis acquise et la syphilis héréditaire.

1° *SYPHILIS ACQUISE*. — I. La syphilis peut atteindre l'oreille à toutes ses périodes. La *manifestation primaire*, constituée par le chancre, peut atteindre le pavillon, fait plutôt rare et dont la description est banale; mais il est une variété de chancre qui intéresse l'auriste, c'est celui qui se développe sur le *bourrelet tubaire*, à l'orifice de la trompe d'Eustache. Cet accident a été à juste raison imputé à l'usage de cathéters insuffisamment désinfectés.

Le chancre tubaire, on le conçoit, passe très facilement inaperçu ; l'attention sera attirée sur son existence par des phénomènes d'adénopathie unilatérale et des symptômes locaux, bourdonnements, surdité, bruits subjectifs.

II. Des *accidents secondaire*s (macules, tubercules, etc.) peuvent se localiser au pavillon et au conduit; ils n'offrent rien de bien particulier.

Mais, à la période secondaire, la syphilis atteint parfois l'oreille moyenne et elle peut amener en particulier des *suppurations de l'oreille*. Celles-ci offrent comme caractères de résister au traitement ordinaire de l'otite suppurée et de s'améliorer rapidement sous l'influence du seul traitement spécifique.

III. Les *accidents tertiaires* de la syphilis auriculaire méritent de nous arrêter quelques instants ; ils présentent en effet une tournure et une gravité toutes spéciales.

1º Les lésions tertiaires peuvent atteindre le pavillon sous forme de *gommes* que l'on observe aussi dans le conduit; mais ce que l'on y constate le plus souvent, ce sont les *exostoses*. Les exostoses du conduit coïncident ou non avec celles des autres parties du corps.

Ces différentes lésions, exostoses et gommes, peuvent envahir parfois l'oreille moyenne.

2º La syphilis est une cause fréquente d'altérations de *l'oreille interne*. Celles-ci sont des lésions de sclérose labyrinthique, des lésions du nerf auditif, d'hyperostose localisées au niveau des fenêtres labyrinthiques.

Au point de vue de la symptomatologie, on peut distinguer, dans la forme labyrinthique, deux marches bien différentes des accidents : ou bien un *début rapide*, qui est pour ainsi dire la règle, ou bien une marche lente, qui est beaucoup plus rare.

La plupart du temps, le malade est atteint de surdité brusque; il est pris subitement de vertiges, de vomissements et de bourdonnements ; il présente, en un mot, un vertige de Ménière type. La perception osseuse est nulle ; le conduit et la caisse sont intacts.

L'affection est la plupart du temps bilatérale, atteignant successivement les deux oreilles.

Le diagnostic en est toujours très facile ; il n'y a que la syphilis qui donne une surdité aussi brusque et aussi complète avec abolition de la perception osseuse. En cas de suppuration de l'oreille chez un syphilitique, il convient de toujours penser à la relation qui existe entre l'affection locale et la maladie générale.

Traitement. — Le traitement du chancre est ici le même que partout ailleurs.

Les suppurations de l'oreille à la période secondaire et les gommes sont améliorées très rapidement par le traitement spécifique. Celui-ci doit être surtout constitué par l'iodure de potassium, à la dose de 2 à 5 grammes par jour, associé aux piqûres d'huile grise ; le traitement mixte sera toujours institué, car il est démontré aujourd'hui qu'il agit beaucoup plus rapidement et plus efficacement dans les formes graves. Traitement également par le salvarsan, mais on l'a accusé d'augmenter ou de faire apparaître les phénomènes labyrinthiques. Le traitement est impuissant contre les phénomènes labyrinthiques.

2° *SYPHILIS HÉRÉDITAIRE.* — Dans ses accidents *précoces*, la syphilis héréditaire attaque surtout l'oreille externe et l'oreille moyenne.

Au contraire, la syphilis héréditaire *tardive* atteint volontiers l'oreille interne. On constate du reste les mêmes lésions et les mêmes manifestations que dans la syphilis acquise, c'est-à-dire que l'on observe fréquemment des suppurations de l'oreille, des lésions labyrinthiques avec surdité complète, vertiges, bourdonnements, etc. La surdité s'établit complète rapidement, le plus souvent pendant la nuit. Le jeune enfant, qui entendait la veille, est brusquement sourd à son réveil. On sait qu'elle fait partie de la *triade d'Hutchinson* (surdité, malformations dentaires, manifestations oculaires).

En même temps que l'on constate ces lésions du côté de l'oreille, on recherche les différents stigmates de la syphilis pour établir le diagnostic.

Le pronostic est grave, car la surdité qui en résulte est presque toujours incurable.

Traitement. — L'otite moyenne suppurée des nourrissons est justiciable du traitement mixte ; mais, contre la surdité labyrinthique, le traitement spécifique est impuissant ; tout au plus peut-on prévenir son apparition par l'administration à l'intérieur de quelques gouttes de liqueur de Van Swieten dans du lait ou de l'eau sucrée (10 à 30 gouttes suivant l'âge de l'enfant).

Tuberculose de l'oreille.

L'otite moyenne suppurée tuberculeuse constitue *un véritable abcès froid* de la caisse.

Elle apparaît chez des phtisiques à une période avancée, évolue sans réactions locales, sans douleurs, sans fièvre, amène très rapidement des lésions étendues et offre comme caractère de résister au traitement ordinaire des suppurations de l'oreille. Les lésions d'ostéite et d'ostéomyélite destructive de l'oreille et du rocher sont en effet souvent très étendues dans l'otite tuberculeuse.

Rarement on la voit se développer chez un phtisique à lésions peu marquées. Nous en avons vu un exemple chez une malade porteur de fistule anale.

Il importe de distinguer l'otite tuberculeuse de l'otite aiguë simple développée chez un tuberculeux (Voy. plus haut, p. 139). Le diagnostic, difficile, est confirmé par l'examen bactériologique.

Traitement. — Il ne pourra être que *palliatif*, parce qu'on s'adresse la plupart du temps à un tuberculeux avancé. Il consistera en désinfection de l'oreille, ablation des polypes qui s'opposent à l'écoulement, etc.

Le traitement *curatif* chirurgical ne doit être institué que si l'on a affaire à un tuberculeux au début, susceptible de guérir. On enlèvera le plus largement possible le foyer auriculaire et mastoïdien. Mais, malgré un curettage des plus soigneux, des points d'ostéite nouveaux apparaîtront souvent après la première opération, nécessitant de nouvelles interventions.

Traumatismes de l'oreille.

Les traumatismes de la caisse sont rarement limités à celle-ci et, outre les lésions de la membrane du tympan et du conduit que nous avons étudiées précédemment (Voy. p. 120), ils atteignent la plupart du temps le labyrinthe.

Ce sont ou des *plaies* par des instruments piquants (aiguille), par balles de revolver, ou dans les tentatives maladroites d'extraction de corps étrangers, dans les opérations sur la caisse avec la curette quand il y a carie du promontoire. Il peut y avoir non seulement traumatisme de la caisse avec disjonction des osselets, hémorragie et ultérieurement développement de l'otite suppurée, mais aussi lésions du labyrinthe au niveau du promontoire, canal semi-circulaire externe.

Les *fractures du rocher* intéressent souvent l'oreille moyenne et l'oreille interne ; elles déterminent dans celle-ci une hémorragie avec apparition immédiate du syndrome labyrinthique (surdité, vertiges, bourdonnements). L'hémorragie, en s'extériorisant, s'écoule par le conduit, plus ou moins abondante, constituant un bon signe de fracture du rocher. Enfin un traumatisme peut déterminer, sans qu'il y ait fracture, un *ébranlement de l'organe de Corti* avec surdité irrémédiable, vertiges (coup de feu tiré près de l'oreille).

Le *traitement* se bornera à l'antisepsie de la caisse et du conduit, repos au lit, application de sangsues.

C'est dans ce cas qu'il faut savoir ne rien faire, s'abstenir de tout lavage impossible à faire aseptiquement et risquant de faire suppurer le foyer de la fracture.

On n'opérera que s'il y a indications tirées de complications imminentes, mastoïdite, paralysie faciale, menaces de complications encéphaliques.

IX. — TRAITEMENT HYDROMINÉRAL OU MARIN DANS LES AFFECTIONS DU NEZ, DU PHARYNX, DU LARYNX ET DES OREILLES.

Indications et contre-indications. — Chaque année, en juin ou juillet, nous sommes consultés, par des malades soignés pour des affections qui concernent notre spécialité, sur l'opportunité d'une saison dans une station marine ou hydrominérale.

Il s'agit ou bien de malades guéris ou en voie de guérison, chez qui nous voulons prévenir le retour, l'hiver suivant, de catarrhes, enrouements, coryzas, etc., ou de malades opérés chez qui l'état local ou général a besoin d'être modifié ou stimulé.

Chaque station a des indications très nettes, mais il existe aussi des contre-indications formelles que le médecin doit connaître sous peine des pires désastres.

Le malade vient nous demander conseil ; nous l'adressons à un confrère de telle ou telle station qui applique scientifiquement le traitement, le dirige à sa guise. Mais c'est nous qui sommes responsables, c'est à nous qu'en dernier ressort le malade vient rendre compte des résultats obtenus.

Où devons-nous l'envoyer ? Mais, avant tout, où ne doit-il pas aller ? Telles sont les questions que nous devrons nous poser en toute conscience.

Traitement hydrominéral. — *MALADIES DU NEZ ET DU NASO-PHARYNX.* — Les rhinites hypertrophiques à forme congestive seront améliorées par le Mont-Dore ; si elles se présentent sous la forme molle avec dégénérescence de la muqueuse, Luchon, Cauterets ou Uriage auront de meilleurs effets.

Les *rhinites atrophiques ozéneuses* ou non seront modifiées par les eaux sulfureuses fortes, comme Enghien, Uriage ou Cauterets. Il en est de même du catarrhe sec du naso-pharynx. L'état général dont ces affections dépendent sera utilement stimulé, lui aussi, par l'usage des eaux minérales sulfureuses.

Parmi les *affections du naso-pharynx et du pharynx*, les *hypertrophies adénoïdiennes*, qu'elles atteignent la troisième amygdale (végétations adénoïdes) ou les amygdales pala-tines (hypertrophie amygdalienne proprement dite), s'il n'y a pas eu intervention, seront justiciables des eaux arseni-cales de la Bourboule ou de Saint-Honoré-les-Bains. S'il y a eu intervention, les eaux stimulantes de Cauterets, Luchon seront indiquées pour éviter la récidive.

Les *pharyngites hypertrophiques congestives* seront adres-sées soit à Uriage, soit au Mont-Dore ; les *pharyngites sèches* à tendance atrophique à Luchon, Cauterets, Uriage et toutes les stations d'eaux sulfureuses.

MALADIES DU LARYNX. — Les malades atteints d'une maladie du larynx bénéficieront parfois d'une cure hydrominérale.

Les *congestions laryngées*, qu'elles soient dues à un sur-menage professionnel, à des phénomènes d'arthritisme, ou bien à des troubles de la menstruation, seront modifiées utilement par une saison au Mont-Dore dont on connaît les effets décongestionnants.

Les malades atteints de *laryngite chronique* simple ou consécutive à la grippe seront envoyés aux stations sulfu-reuses telles que Luchon et Cauterets. Il en est de même dans les cas de *trachéo-bronchite chronique* ; ces eaux agissent très bien contre les sécrétions abondantes de la trachée et des bronches. Les humages très chauds de Luchon, les humages sulfhydriques froids et chauds d'Allevard donnent les meilleurs résultats. L'*asthme*, d'origine nasale ou trachéo-bronchique, sera influencé favorablement par les eaux du Mont-Dore.

Les laryngites sous la dépendance uniquement de l'arthritisme seront envoyées à Aix ou à Uriage.

Les *laryngites tuberculeuses tout à fait au début*, à la phase congestive, bénéficieront également des eaux du Mont-Dore. Une station moyennement élevée, un séjour dans les montagnes seront indiqués à cette période, mais il faut être très sobre dans ces indications, la tuberculose étant souvent aggravée par les traitements hydrominéraux, en particulier par le traitement sulfureux.

MALADIES DES OREILLES. — Ici, les eaux sulfureuses ont des indications beaucoup plus restreintes.

Les *eczémas du conduit* à forme invétérée et étendue cessent souvent après une ou plusieurs cures à la Bourboule.

Dans ces derniers temps, on a préconisé l'effet décongestionnant et résolutif tout à la fois des *vapeurs sulfureuses* qu'on fait pénétrer dans les trompes à l'aide de la sonde d'Itard ; l'hyperthermalité de ces vapeurs, en particulier aux stations de Luchon, d'Ax et de Cauterets, est peut-être une des raisons de leur efficacité dans les catarrhes chroniques de la caisse, agissant par une sorte de massage de la même façon que l'air chaud ou surchauffé.

Traitement marin. — Vous serez aussi très souvent consultés sur l'utilité d'un traitement marin pour la cure des affections de notre spécialité. Vous aurez à répondre aux interrogations suivantes :

« Dois-je conduire mon enfant à la mer ? » ou encore : « Avec l'état de ma gorge, de mes oreilles, puis-je, sans inconvénient, accompagner ma famille aux bains de mer ? »

Le traitement marin a surtout comme effet de modifier et de stimuler l'état général ; aussi enverra-t-on au bord de la mer les enfants adénoïdiens, lymphatiques, strumeux, de

même les malades atteints d'adénopathie trachéo-bronchique ou de rhinite atrophique. Certaines suppurations
de l'oreille relevant de la scrofule, de la tuberculose
cessent par le relèvement de l'état général au bord de la
mer ; nous en avons constaté plusieurs remarquables
exemples.

Parmi les climats marins, il convient du reste de distinguer celui du littoral méditerranéen et celui des plages
du sud de l'Océan, de celui de la mer du Nord, de la Manche
et de la partie nord de l'Océan. C'est ainsi que la température plus douce et l'air moins vif des plages méditerra-
néennes ou du golfe de Gascogne sont parfois favorables
à la tuberculose laryngée au début.

Ce qu'il ne faut pas faire. — Mais, d'une façon générale, n'envoyez pas à la mer les tuberculeux laryngés qui
y seront rapidement aggravés. Les laryngites chroniques
simples augmentent aussi sous l'influence du climat marin.
Les otites suppurées, aiguës ou chroniques, que l'on avait
eu beaucoup de peine à sécher, s'y mettent fréquemment
à couler de nouveau; les catarrhes tubo-tympaniques
s'accentuent aussi sous l'influence de l'humidité de l'air
marin ; il en est de même du vertige de Ménière.

On voit donc qu'il faut être très prudent si l'on est consulté par certains malades au sujet d'une cure marine ou
même d'un simple séjour au bord de la mer.

N'envoyez point non plus aux eaux sulfureuses les larynx
tuberculeux qui y subissent toujours une poussée-conges-
tive tellement forte que parfois elle nécessitera la trachéo-
tomie.

Soyez en général très circonspects lorsque vous ordon-
nerez un traitement hydrominéral. Chez les enfants en
particulier, il conviendra d'user avec modération des eaux
arsenicales ou sulfureuses.

Enfin nous conseillons de n'envoyer dans les stations
minérales que des malades en voie de guérison. Les eaux

minérales ne devront être employées que comme le com-
plément d'un traitement local, médical ou chirurgical. La
plupart d'entre elles agissent surtout en modifiant l'état
général qui tient parfois sous sa dépendance l'état local
(arthritisme, scrofulose, lymphatisme), et ce serait faire
une faute grossière de ne considérer que l'état local dans
la détermination de l'opportunité d'une saison hydrominérale.

X. — MALADIES DU NEZ, DU LARYNX ET DES OREILLES DANS LES ACCIDENTS DU TRAVAIL ET LA MÉDECINE LÉGALE.

Nez. Larynx.

Le *nez* a ses cas d'expertises médico-légales lorsqu'il y a *fractures, contusions, hématomes* de la cloison à la suite de traumatismes plus ou moins violents. Il peut exister des *anosmies traumatiques* ou hystéro-traumatiques. Mais l'avis du médecin spécialiste est rarement demandé en pareil cas.

Le *larynx* est également exposé aux traumatismes : strangulation, inhibition laryngée qui peut être mortelle ; mais ces différentes questions intéressent plutôt les médecins légistes, et le lecteur devra se reporter aux différents travaux spéciaux sur la question.

Les fractures du larynx sont rares du fait de la mobilité toute spéciale de cet organe. Elles peuvent cependant se produire dans les accidents, chutes, écrasement, agression, etc. Dans les fractures du larynx, les traumatismes graves peuvent déterminer des infiltrations, des œdèmes avec mort par asphyxie à bref délai. Quand la guérison se fait, il peut en résulter des sténoses cicatricielles qui obstruent plus ou moins les voies aériennes.

La question de la *voix* seule intéresse le spécialiste. Dans le cas de traumatisme, des troubles vocaux peuvent être la conséquence soit de paralysies, soit d'hystéro-traumatisme.

On nous consulte souvent au sujet de troubles de la voix à la suite de surmenage ou de malmenage vocal.

Castex cite le cas d'un élève qui intentait une action à son professeur qu'il accusait d'avoir compromis sa voix.

Le laryngologiste est quelquefois appelé à décider si un artiste peut ou non tenir son rôle, quand sa voix est indisposée.

Il est très difficile de se prononcer en pareil cas ; l'examen de l'état local ne donne alors que des renseignements bien précaires.

Oreilles.

Étiologie. — Il s'agit d'ouvriers qui ont fait une chute dans leur travail : charpentiers, maçons, cochers renversés de leur siège et projetés sur la chaussée.

Les explosions de dynamite ou de poudre chez les mineurs, tailleurs de pierre peuvent également déterminer des désordres auriculaires importants (bruits subjectifs, surdité, rupture du tympan). Chez les plongeurs, on peut observer des troubles auditifs avec sensation de pression, vertiges et surdité qui persistent à la sortie. La membrane tympanique peut se rompre ; de même chez les ouvriers employés dans les caissons du Métropolitain (coups de pression). Le traumatisme n'atteint généralement qu'une seule oreille ; si les deux sont prises, l'une d'entre elles est toujours plus atteinte que l'autre. Certains métiers (frappeurs) amènent une surdité plus ou moins complète à brève échéance (1).

Symptomatologie. — L'attention du médecin peut être, aussitôt l'accident, attirée vers l'oreille par une plaie contuse de la région auriculaire, un écoulement de sang par le conduit auditif qui indique que le tympan a été fracturé ou qu'il y a fracture du rocher.

La plupart du temps, cependant, c'est assez longtemps

(1) Voy. CASTEX, La médecine légale dans les affections du larynx, du nez et des oreilles (*Bulletin de laryngologie*, 1897, et *Annales d'hygiène publique et de médecine légale*).

après le traumatisme que les troubles de l'audition sont remarqués par le malade, et le médecin expert n'est amené à l'examiner que plusieurs mois après l'accident.

Signes fonctionnels. — Le malade présente le syndrome labyrinthique plus ou moins complet. Il a des vertiges qui s'exagèrent au moindre mouvement et qui parfois empêchent la marche et la station debout. Il se plaint d'écoulement d'oreille et souvent de céphalalgie, d'une diminution de l'audition de l'une ou des deux oreilles.

La surdité est souvent très marquée, elle empêche même la reprise du travail ; il y a parfois hyperacousie.

Le malade présente en outre tous les troubles relevant d'un état général défectueux, une marche hésitante, de la perte des forces qui succède à un traumatisme quel qu'il soit.

Signes physiques. — L'examen du conduit auditif aussitôt l'accident peut renseigner par l'existence d'un écoulement de sang qui indique une lésion du tympan ou du rocher. Il montrera s'il y a rupture, fracture du tympan ; s'il y a écoulement d'oreille, perforation tympanique, il sera facile de le constater.

Mais s'agit-il de lésions consécutives ou antérieures au traumatisme ?

Les surdités traumatiques intéressent généralement l'oreille interne ; aussi l'épreuve des diapasons donne-t-elle les résultats suivants :

Rinne positif ;

Weber n'est pas latéralisé ;

Schwabach raccourci.

Diagnostic. — Le diagnostic est, on le conçoit, des plus délicats. Il s'agit d'établir dans votre rapport : 1° *si les troubles observés sont bien dus à une lésion auriculaire* ; 2° *si cette lésion auriculaire relève du traumatisme.*

1° Les bourdonnements peuvent être d'origine névropathique, neurasthénique ; il en est de même des vertiges, bien qu'en général ils soient sous la dépendance d'une lésion auriculaire.

2o *Les lésions auriculaires relèvent-elles du traumatisme?* Les surdités traumatiques étant presque toujours laby-rinthiques, si l'on observe une membrane du tympan intacte avec surdité centrale, Rinne positif, Weber non latéralisé, et si ces symptômes sont unilatéraux, en parti-culier s'ils correspondent à la région traumatisée où il peut. exister encore des traces de traumatisme, s'ils ont débuté brusquement, on peut affirmer l'origine accidentelle des. troubles auriculaires.

Au contraire, une membrane grisâtre, immobile, avec: Weber latéralisé, Rinne négatif, indique une ancienne otite sèche sur laquelle le traumatisme a eu bien peu d'effet.

Y a-t-il *écoulement d'oreille*, perforation du tympan, il est quelques signes qui permettent de rapporter ces alté-rations au traumatisme. Si la suppuration auriculaire est. récente, on peut dire qu'elle est traumatique. La présence d'une lamelle de cholestéatome, d'une suppuration fétide permet de diagnostiquer une suppuration ancienne.

Politzer donne comme signe d'une *perforation trauma-tique* ce fait que, dans celle-ci, les bords ne sont point. cicatrisés, sont rouges, et l'air sort très facilement par la trompe lors du procédé de Valsalva. Dans les suppurations. anciennes, au contraire, les bords de la perforation sont. cicatrisés et l'air sort difficilement, la trompe étant tou-jours plus ou moins obstruée.

Les recherches de Babinski nous ont apporté un moyen de distinguer dans l'oreille une lésion matérielle. Si l'on fait-passer un *courant continu* d'une oreille à l'autre, s'il n'y a pas de lésion d'oreille, la tête incline vers le pôle positif ; s'il existe une lésion, la tête incline du côté de cette lésion, quelle que soit la place du pôle positif.

Reste la question de l'*hystéro-traumatisme*; deux cas. peuvent se présenter (Castex) : ou bien l'accident frappe l'oreille de surdité nerveuse, sans y déterminer de lésion constatable ; ou bien, sur une lésion minime préexistante, telle qu'une sclérose tympanique ou labyrinthique restée latente, le nervosisme provoque une série de manifestations auriculaires très accentuées. Il faut rechercher les autres stigmates hystériques : hémianesthésie, diminution du champ visuel. Le vertige voltaïque renseigne sur l'existence d'une lésion matérielle ou d'une surdité hystéro-traumatique.

Toutes ces recherches doivent être faites méthodiquement, car, dans les expertises, le blessé peut exagérer tous les symptômes qu'il ressent, et, s'il n'y a que rarement de vrais simulateurs, le sujet met, consciemment ou inconsciemment, ses troubles auriculaires sur le compte de son accident.

L'examen complet de l'oreille devrait être pratiqué le plus rapidement possible ; en effet, la relation de cause à effet entre les lésions de l'oreille et l'accident sera d'autant plus difficile à établir que l'examen aura lieu plus tard après le traumatisme.

L'examen de l'*oreille saine* doit toujours être fait, car il donne souvent de précieux renseignements pour juger l'état de l'oreille blessée.

Pronostic. Marche. Durée. — Le pronostic des accidents traumatiques auriculaires est toujours grave au point de vue fonctionnel.

La surdité est généralement définitive et, avec le temps, elle va en s'accentuant. Les bourdonnements persistent pendant très longtemps ; il en est de même des vertiges.

Nous savons à quelles complications exposent les suppurations de l'oreille.

Le pronostic est d'autant plus sérieux que la *thérapeutique* a bien peu de prise sur ce genre d'accidents. L'iodure, la quinine, médications des troubles de l'oreille interne, ont bien peu d'action sur ceux-ci.

Dans quel sens devez-vous rédiger votre rapport? — Rœptke a distingué les cas suivants comme donnant lieu à une indemnité :

La disparition totale du pavillon;

Les cicatrices vicieuses du conduit auditif;

Une lésion suppurative de l'oreille moyenne ;

Les lésions de l'oreille interne.

Il faut se rappeler, au moment de rédiger votre rapport, les règles générales suivantes basées sur le texte de la loi : 1° en cas d'incapacité totale, l'ouvrier a droit à une rente représentant les deux tiers de son salaire; 2° s'il y a seulement incapacité partielle, il a droit à une rente égale à la moitié de son salaire.

Vous devez tenir compte de l'âge, la surdité gênant plus les jeunes gens ; de la profession du malade, la surdité gênant plus dans certains métiers (vendeurs, artistes, professeurs) que dans certains autres (manouvriers).

Enfin, avant de porter un jugement définitif sur un traumatisme et ses conséquences, *il faut attendre quelque temps*, les lésions, telles que ruptures du tympan, commotions labyrinthiques, pouvant disparaître sans laisser de traces, (consolidation de la blessure), et il faut se rappeler aussi que le traumatisme auriculaire pur, l'otite suppurée, peuvent mener à la méningite, l'abcès du cerveau, etc.

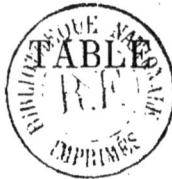

TABLE ALPHABÉTIQUE

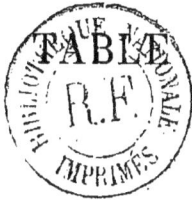

TABLE DES MATIÈRES

7201-13. — CORBEIL. Imprimerie CRÉTÉ.

www.ingramcontent.com/pod-product-compliance
Lightning Source LLC
Chambersburg PA
CBHW070241200326
41518CB00010B/1646